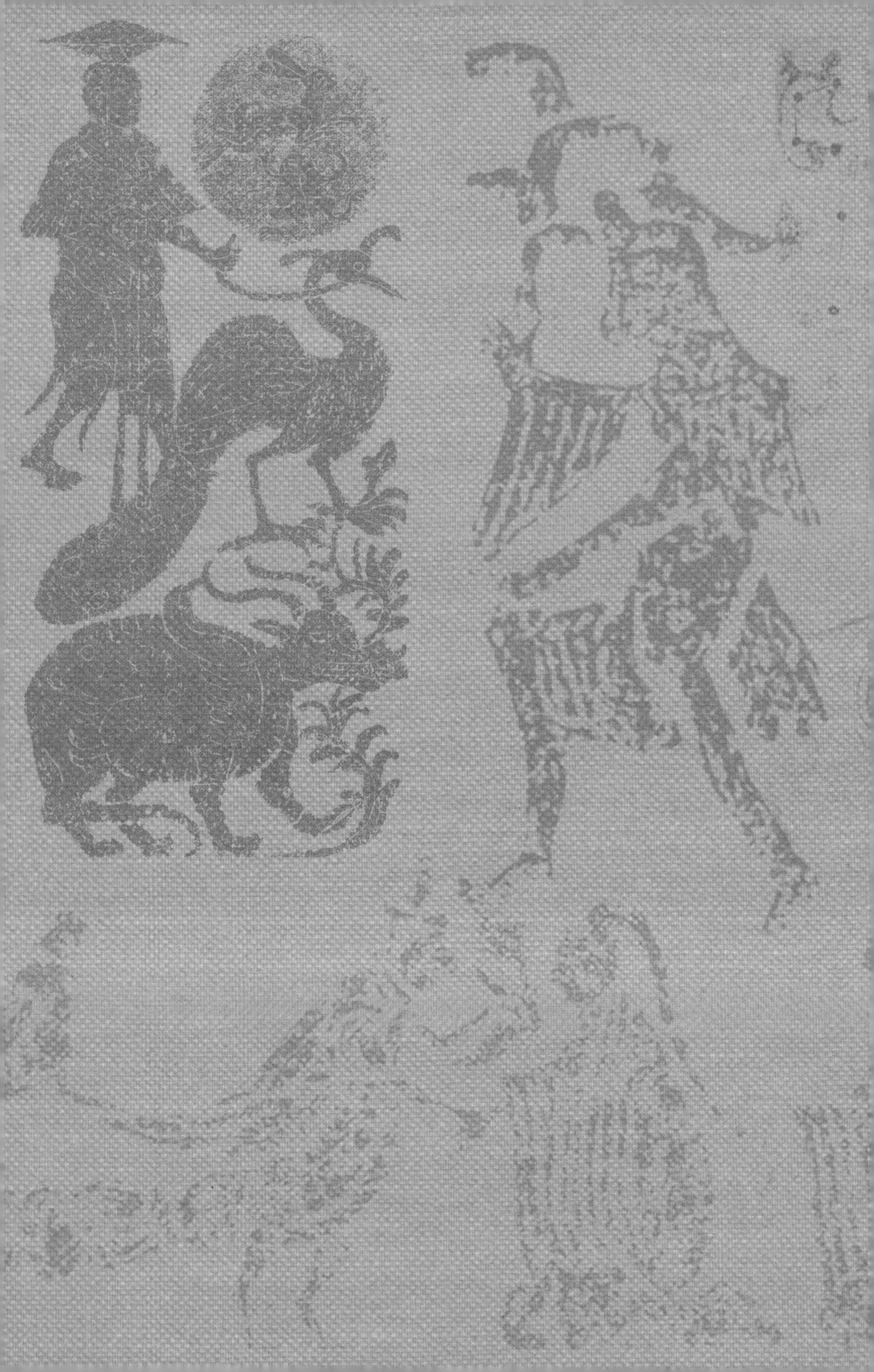

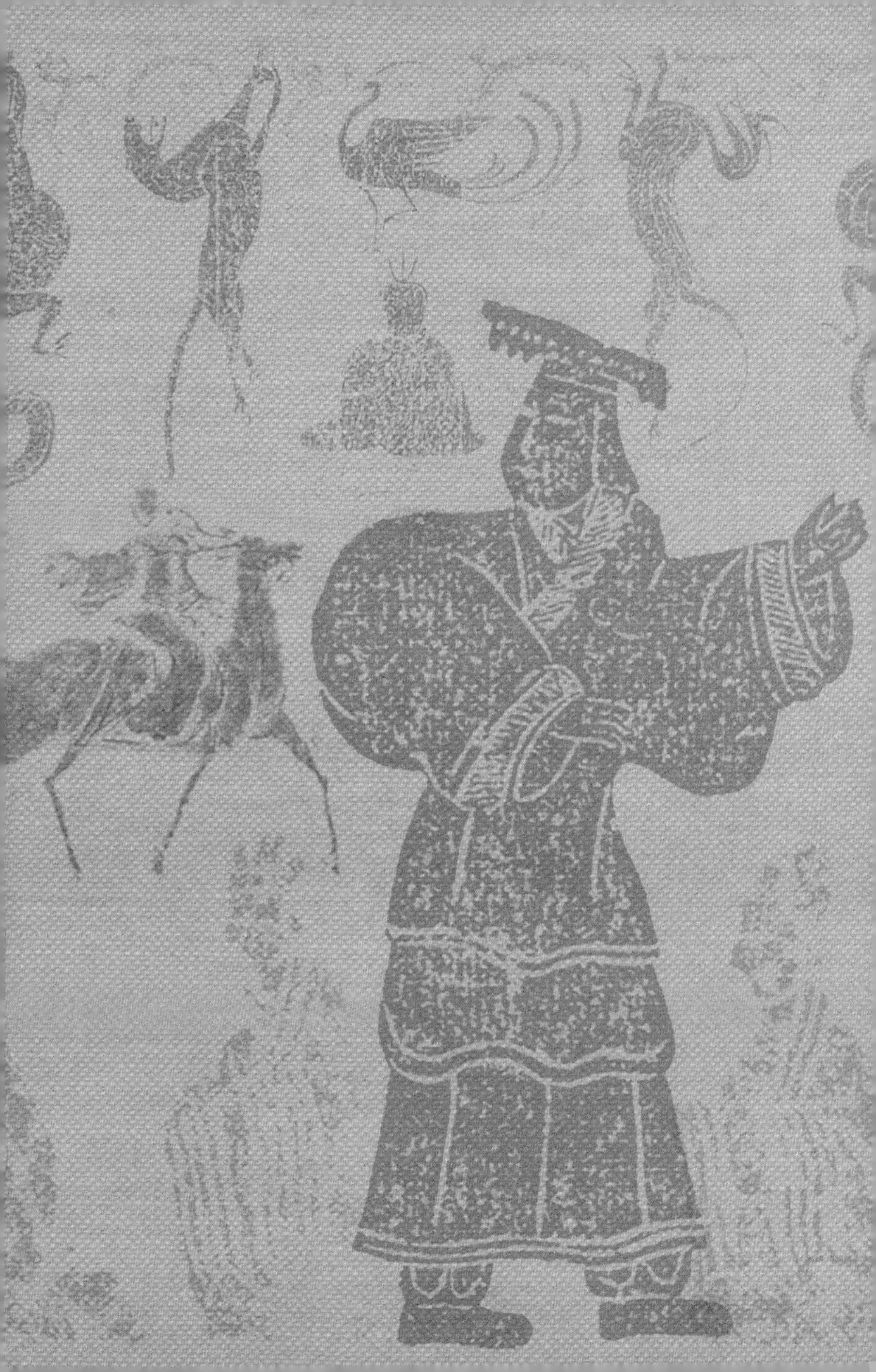

中国古医籍整理丛书

仁术便览

明·张洁 撰

郭瑞华 王全利 史 雪
宋洪伟 李传行 朱艳玲 校注

中国中医药出版社
·北 京·

图书在版编目（CIP）数据

仁术便览/（明）张洁撰；郭瑞华等校注.—北京：中国中医药出版社，2015.1（2024.7重印）

（中国古医籍整理丛书）

ISBN 978-7-5132-2145-0

Ⅰ.①仁…　Ⅱ.①张…②郭…　Ⅲ.①方书-中国-明代　Ⅳ.①R289.348

中国版本图书馆CIP数据核字（2014）第273176号

中国中医药出版社出版
北京经济技术开发区科创十三街31号院二区8号楼
邮政编码　100176
传真　010 64405721
北京盛通印刷股份有限公司印刷
各地新华书店经销

*

开本 710×1000　1/16　印张 19.5　字数 140 千字
2015年1月第1版　2024年7月第2次印刷
书　号　ISBN 978-7-5132-2145-0

*

定价　59.00元
网址　www.cptcm.com

服务热线　010 64405510
购书热线　010 64065415　010 64065413
微信服务号　zgzyycbs
书店网址　csln.net/qksd/
官方微博　http://e.weibo.com/cptcm
淘宝天猫网址　http://zgzyycbs.tmall.com

国家中医药管理局
中医药古籍保护与利用能力建设项目
组织工作委员会

主 任 委 员 王国强
副主任委员 王志勇 李大宁
执行主任委员 曹洪欣 苏钢强 王国辰 欧阳兵
执行副主任委员 李 昱 武 东 李秀明 张成博
委 员

各省市项目组分管领导和主要专家

（山东省）武继彪 欧阳兵 张成博 贾青顺
（江苏省）吴勉华 周仲瑛 段金廒 胡 烈
（上海市）张怀琼 季 光 严世芸 段逸山
（福建省）阮诗玮 陈立典 李灿东 纪立金
（浙江省）徐伟伟 范永升 柴可群 盛增秀
（陕西省）黄立勋 呼 燕 魏少阳 苏荣彪
（河南省）夏祖昌 刘文第 韩新峰 许敬生
（辽宁省）杨关林 康廷国 石 岩 李德新
（四川省）杨殿兴 梁繁荣 余曙光 张 毅

各项目组负责人

王振国（山东省） 王旭东（江苏省） 张如青（上海市）
李灿东（福建省） 陈勇毅（浙江省） 焦振廉（陕西省）
蔡永敏（河南省） 鞠宝兆（辽宁省） 和中浚（四川省）

项目专家组

顾　问　马继兴　张灿玾　李经纬

组　长　余瀛鳌

成　员　李致忠　钱超尘　段逸山　严世芸　鲁兆麟
郑金生　林端宜　欧阳兵　高文柱　柳长华
王振国　王旭东　崔　蒙　严季澜　黄龙祥
陈勇毅　张志清

项目办公室（组织工作委员会办公室）

主　任　王振国　王思成

副主任　王振宇　刘群峰　陈榕虎　杨振宁　朱毓梅
刘更生　华中健

成　员　陈丽娜　邱　岳　王　庆　王　鹏　王春燕
郭瑞华　宋咏梅　周　扬　范　磊　张永泰
罗海鹰　王　爽　王　捷　贺晓路　熊智波

秘　书　张丰聪

前言

中医药古籍是传承中华优秀文化的重要载体，也是中医学传承数千年的知识宝库，凝聚着中华民族特有的精神价值、思维方法、生命理论和医疗经验，不仅对于传承中医学术具有重要的历史价值，更是现代中医药科技创新和学术进步的源头和根基。保护和利用好中医药古籍，是弘扬中国优秀传统文化、传承中医学术的必由之路，事关中医药事业发展全局。

1949 年以来，在政府的大力支持和推动下，开展了系统的中医药古籍整理研究。1958 年，国务院科学规划委员会古籍整理出版规划小组在北京成立，负责指导全国的古籍整理出版工作。1982 年，国务院古籍整理出版规划小组召开全国古籍整理出版规划会议，制定了《古籍整理出版规划（1982—1990）》，卫生部先后下达了两批 200 余种中医古籍整理任务，掀起了中医古籍整理研究的新高潮，对中医文化与学术的弘扬、传承和发展，发挥了极其重要的作用，产生了不可估量的深远影响。

2007 年《国务院办公厅关于进一步加强古籍保护工作的意见》明确提出进一步加强古籍整理、出版和研究利用，以及

"保护为主、抢救第一、合理利用、加强管理"的方针。2009年《国务院关于扶持和促进中医药事业发展的若干意见》指出，要"开展中医药古籍普查登记，建立综合信息数据库和珍贵古籍名录，加强整理、出版、研究和利用"。《中医药创新发展规划纲要（2006—2020）》强调继承与创新并重，推动中医药传承与创新发展。

2003～2010年，国家财政多次立项支持中国中医科学院开展针对性中医药古籍抢救保护工作，在中国中医科学院图书馆设立全国唯一的行业古籍保护中心，影印抢救濒危珍本、孤本中医古籍1640余种；整理发布《中国中医古籍总目》；遴选351种孤本收入《中医古籍孤本大全》影印出版；开展了海外中医古籍目录调研和孤本回归工作，收集了11个国家和2个地区137个图书馆的240余种书目，基本摸清流失海外的中医古籍现状，确定国内失传的中医药古籍共有220种，复制出版海外所藏中医药古籍133种。2010年，国家财政部、国家中医药管理局设立"中医药古籍保护与利用能力建设项目"，资助整理400余种中医药古籍，并着眼于加强中医药古籍保护和研究机构建设，培养中医古籍整理研究的后备人才，全面提高中医药古籍保护与利用能力。

在此，国家中医药管理局成立了中医药古籍保护和利用专家组和项目办公室，专家组负责项目指导、咨询、质量把关，项目办公室负责实施过程的统筹协调。专家组成员对古籍整理研究具有丰富的经验，有的专家从事古籍整理研究长达70余年，深知中医药古籍整理研究的重要性、艰巨性与复杂性，履行职责认真务实。专家组从书目确定、版本选择、点校、注释等各方面，为项目实施提供了强有力的专业指导。老一辈专家的学术水平和智慧，是项目成功的重要保证。项目承担单位山东中医药大学、南京中医药大学、上海中医药大学、福建中医药大学、浙江省中医药研究院、陕西省中医药研究院、河南省中医药研究院、辽宁中医药大学、成都中医药大学及所在省市中医药管理部门精心组织，充分发挥区域间互补协作的优势，并得到承担项目出版工作的中国中医药出版社大力配合，全面推进中医药古籍保护与利用网络体系的构建和人才队伍建设，使一批有志于中医学术传承与古籍整理工作的人才凝聚在一起，研究队伍日益壮大，研究水平不断提高。

本着“抢救、保护、发掘、利用”的理念，该项目重点选择近60年未曾出版的重要古医籍，综合考虑所选古籍的保护价值、学术价值和实用价值。400余种中医药古籍涵盖了医经、基础理论、诊法、伤寒金匮、温病、本草、方书、内科、外科、女科、儿科、伤科、眼科、咽喉口齿、针灸推拿、养生、医案医话医论、医史、临证综合等门类，跨越唐、宋、金元、明以迄清末。全部古籍均按照项目办公室组织完成的行业标准《中医古籍整理规范》及《中医药古籍整理细则》进行整理校注，绝大多数中医药古籍是第一次校注出版，一批孤本、稿本、抄本更是首次整理面世。对一些重要学术问题的研究成果，则集中收录于各书的“校注说明”或“校注后记”中。

“既出书又出人”是本项目追求的目标。近年来，中医药古籍整理工作形势严峻，老一辈逐渐退出，新一代普遍存在整理研究古籍的经验不足、专业思想不坚定等问题，使中医古籍整理面临人才流失严重、青黄不接的局面。通过本项目实施，搭建平台，完善机制，培养队伍，提升能力，经过近5年的建设，锻炼了一批优秀人才，老中青三代齐聚一堂，有效地稳定了研究队伍，为中医药古籍整理工作的开展和中医文化与学术的传承提供必备的知识和人才储备。

本项目的实施与《中国古医籍整理丛书》的出版，对于加强中医药古籍文献研究队伍建设、建立古籍研究平台，提高古籍整理水平均具有积极的推动作用，对弘扬我国优秀传统文化，推进中医药继承创新，进一步发挥中医药服务民众的养生保健与防病治病作用将产生深远影响。

第九届、第十届全国人大常委会副委员长许嘉璐先生，国家卫生计生委副主任、国家中医药管理局局长、中华中医药学会会长王国强先生，我国著名医史文献专家、中国中医科学院马继兴先生在百忙之中为丛书作序，我们深表敬意和感谢。

由于参与校注整理工作的人员较多，水平不一，诸多方面尚未臻完善，希望专家、读者不吝赐教。

国家中医药管理局中医药古籍保护与利用能力建设项目办公室

二〇一四年十二月

许序

“中医”之名立，迄今不逾百年，所以冠以“中”字者，以别于“洋”与“西”也。慎思之，明辨之，斯名之出，无奈耳，或亦时人不甘泯没而特标其犹在之举也。

前此，祖传医术（今世方称为“学”）绵延数千载，救民无数；华夏屡遭时疫，皆仰之以度困厄。中华民族之未如印第安遭染殖民者所携疾病而族灭者，中医之功也。

医兴则国兴，国强则医强。百年运衰，岂但国土肢解，五千年文明亦不得全，非遭泯灭，即蒙冤扭曲。西方医学以其捷便速效，始则为传教之利器，继则以“科学”之冕畅行于中华。中医虽为内外所夹击，斥之为蒙昧，为伪医，然四亿同胞衣食不保，得获西医之益者甚寡，中医犹为人民之所赖。虽然，中国医学日益陵替，乃不可免，势使之然也。呜呼！覆巢之下安有完卵？

嗣后，国家新生，中医旋即得以重振，与西医并举，探寻结合之路。今也，中华诸多文化，自民俗、礼仪、工艺、戏曲、历史、文学，以至伦理、信仰，皆渐复起，中国医学之兴乃属必然。

迄今中医犹为国家医疗系统之辅，城市尤甚。何哉？盖一则西医赖声、光、电技术而于20世纪发展极速，中医则难见其进。二则国人惊羡西医之“立竿见影”，遂以为其事事胜于中医。然西医已自觉将入绝境：其若干医法正负效应相若，甚或负远逾于正；研究医理者，渐知人乃一整体，心、身非如中世纪所认定为二对立物，且人体亦非宇宙之中心，仅为其一小单位，与宇宙万象万物息息相关。认识至此，其已向中国医学之理念“靠拢”矣，虽彼未必知中国医学何如也。唯其不知中国医理何如，纯由其实践而有所悟，益以证中国之认识人体不为伪，亦不为玄虚。然国人知此趋向者，几人？

国医欲再现宋明清高峰，成国中主流医学，则一须继承，一须创新。继承则必深研原典，激清汰浊，复吸纳西医及我藏、蒙、维、回、苗、彝诸民族医术之精华；创新之道，在于今之科技，既用其器，亦参照其道，反思己之医理，审问之，笃行之，深化之，普及之，于普及中认知人体及环境古今之异，以建成当代国医理论。欲达于斯境，或需百年欤？予恐西医既已醒悟，若加力吸收中医精粹，促中医西医深度结合，形成21世纪之新医学，届时“制高点”将在何方？国人于此转折之机，能不忧虑而奋力乎？

予所谓深研之原典，非指一二习见之书、千古权威之作；就医界整体言之，所传所承自应为医籍之全部。盖后世名医所著，乃其秉诸前人所述，总结终生行医用药经验所得，自当已成今世、后世之要籍。

盛世修典，信然。盖典籍得修，方可言传言承。虽前此50余载已启医籍整理、出版之役，惜旋即中辍。阅20载再兴整理、出版之潮，世所罕见之要籍千余部陆续问世，洋洋大观。

今复有“中医药古籍保护与利用能力建设”之工程，集九省市专家，历经五载，董理出版自唐迄清医籍，都400余种，凡中医之基础医理、伤寒、温病及各科诊治、医案医话、推拿本草，俱涵盖之。

噫！璐既知此，能不胜其悦乎？汇集刻印医籍，自古有之，然孰与今世之盛且精也！自今而后，中国医家及患者，得览斯典，当于前人益敬而畏之矣。中华民族之屡经灾难而益蕃，乃至未来之永续，端赖之也，自今以往岂可不后出转精乎？典籍既蜂出矣，余则有望于来者。

谨序。

第九届、十届全国人大常委会副委员长

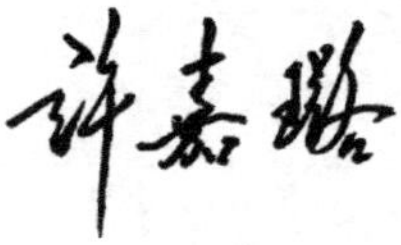

二〇一四年冬

王序

中医学是中华民族在长期生产生活实践中，在与疾病作斗争中逐步形成并不断丰富发展的医学科学，是中国古代科学的瑰宝，为中华民族的繁衍昌盛作出了巨大贡献，对世界文明进步产生了积极影响。时至今日，中医学作为我国医学的特色和重要医药卫生资源，与西医学相互补充、相互促进、协调发展，共同担负着维护和促进人民健康的任务，已成为我国医药卫生事业的重要特征和显著优势。

中医药古籍在存世的中华古籍中占有相当重要的比重，不仅是中医学术传承数千年最为重要的知识载体，也是中医为中华民族繁衍昌盛发挥重要作用的历史见证。中医药典籍不仅承载着中医的学术经验，而且蕴含着中华民族优秀的思想文化，凝聚着中华民族的聪明智慧，是祖先留给我们的宝贵物质财富和精神财富。加强对中医药古籍的保护与利用，既是中医学发展的需要，也是传承中华文化的迫切要求，更是历史赋予我们的责任。

2010 年，国家中医药管理局启动了中医药古籍保护与利用能力建设项目。这既是传承中医药的重要工程，也是弘扬优秀民族文化的重要举措，不仅能够全面推进中医药的有效继承和创新发展，为维护人民健康做出贡献，也能够彰显中华民族的璀璨文化，为实现中华民族伟大复兴的中国梦作出贡献。

相信这项工作一定能造福当今，嘉惠后世，福泽绵长。

国家卫生与计划生育委员会副主任

国家中医药管理局局长

中华中医药学会会长

王国强

二〇一四年十二月

马序

新中国成立以来，党和国家高度重视中医药事业发展，重视古籍的保护、整理和研究工作。自1958年始，国务院先后成立了三届古籍整理出版规划小组，分别由齐燕铭、李一氓、匡亚明担任组长，主持制订了《整理和出版古籍十年规划（1962—1972）》《古籍整理出版规划（1982—1990）》《中国古籍整理出版十年规划和“八五”计划（1991—2000）》等，而第三次规划中医药古籍整理即纳入其中。1982年9月，卫生部下发《1982—1990年中医古籍整理出版规划》，1983年1月，保证了中医古籍整理出版办公室正式成立，中医古籍整理出版规划的实施。2002年2月，《国家古籍整理出版“十五”（2001—2005）重点规划》经新闻出版署和全国古籍整理出版规划领导小组批准，颁布实施。其后，又陆续制定了国家古籍整理出版“十一五”和“十二五”重点规划。国家财政多次立项支持中国中医科学院开展针对性中医药古籍抢救保护工作，文化部在中国中医科学院图书馆专门设立全国唯一的行业古籍保护中心，国家先后投入中医药古籍保护专项经费超过3000万元，影印抢救濒危珍、善、孤本中医古籍1640余种，开展了海外中医古籍目录调研和孤本回归工作。2010年，国家财政部、国家中医药管理局安排国家公共卫生专项资金，设立了“中医药古籍保护与利用能力建设项目”，这是继1982～1986年第一批、第二批重要中医药古籍整理之后的又一次大规模古籍整理工程，重点整理新中国成立后未曾出版的重要古籍，目标是形成并普及规范的通行本、传世本。

为保证项目的顺利实施，项目组特别成立了专家组，承担咨询和技术指导，以及古籍出版之前的审定工作。专家组中的许多成员虽逾古稀之年，但老骥伏枥，孜孜不倦，不仅对项目进行宏观指导和质量把关，更重要的是通过古籍整理，以老带新，言传身教，培养一批中医药古籍整理研究的后备人才，促进了中医药古籍保护和研究机构建设，全面提升了我国中医药古籍保护与利用能力。

作为项目组顾问之一，我深感中医药古籍保护、抢救与整理工作的重要性和紧迫性，也深知传承中医药古籍整理经验任重而道远。令人欣慰的是，在项目实施过程中，我看到了老中青三代的紧密衔接，看到了大家的坚持和努力，看到了年轻一代的成长。相信中医药古籍整理工作的将来会越来越好，中医药学的发展会越来越好。

欣喜之余，以是为序。

中国中医科学院研究员

马继兴

二〇一四年十二月

校注说明

一、作者生平及著作年代

《仁术便览》明代张洁撰。张洁的事迹不见于史书，仅见《仁术便览》明万历十三年刻本的卷末记载："万历十三年春仲月吉临邑清泉张洁选集。"推知其为山东临邑人，大约生活在明万历年间，生卒年不可考。据该书之序可得点滴资料，王再聘序中说："吾邑张君，精于岐黄之业，集为《仁术便览》。"方应选序中说："文学张君，蚤以儒生起家，已而厌弃，好养生言，用是搜古验今，綦累成帙，因扁其名曰《仁术便览》。"以上资料可知张洁是先习儒，后业医，于明万历十三年编集了《仁术便览》。

二、著作内容、学术思想及对后世的影响

《仁术便览》共四卷，主要讨论94种疾病的辨证和治疗，内容涵盖内、外、妇、儿、五官等各科疾病。每一种疾病病名之下首先冠以总论，次列方药。总论简明扼要，或审病因，或析病机，或辨证候，或论脉象，或述治法。不拘一格，简洁实用。方剂采摭范围较广，其中以唐、宋、元、明医方为多，大都是名家医方，经典实用。亦间附民间单方验方，兼顾简便廉验。书末还附有一百余种常用药物的炮制方法，对研究中药炮制颇有参考价值。

《仁术便览》的编撰有以下特点：

（1）小而全，简而要。

（2）总论详略得当，大病多论，小病少论。

（3）选方大小得当，先选经典名方，后列单方验方，切合实用。

《仁术便览》在学术上崇尚金元四大家，治伤寒多采用《伤寒论》经方与河间方，治虚损、脾胃、火门、内伤泄泻等多宗李东垣健脾益气、升阳散火、甘温除热之法，治痰厥、头痛、眩晕、气滞、六郁，则从丹溪倡导的气、血、痰、郁立论。该书在当时当地有一定的影响，方应选序赞曰："一开卷间，青囊大备，若入武库，五兵纵横。"惜该书刊刻过少，世上罕见流传，故而在医学史上未产生较大的影响。

三、版本源流、底本和校本的选择及各版本中存在的主要问题

《仁术便览》成书于明代万历十三年。初刻由张洁的同乡王再聘发起，冀州知府方应选和夏惟勤合力刊刻。所以初刻本又被后人称为"冀州本"。

据《中国中医古籍总目》著录：冀州本存有五部，分别藏在国家图书馆、上海图书馆、南京图书馆、中国中医科学院图书馆、北京中医药大学图书馆，此外，辽宁中医药大学图书馆藏有一部清顺治年间据明万历刻本修补的本子，该书的刻本仅此两种。1957 年商务印书馆出版了铅印本，底本采用王玉振医师家藏本（不知现藏何处），1985 年人民卫生出版社又据商务印书馆铅印本稍加修改后出版。

本次整理以明万历十三年冀州刻本为底本，以清顺治修补本为主校本（简称"顺治本"），以商务印书馆排印本为参校本。该书虽然引用了许多前代文献，由于是暗引（不交代出处）和义引（删节引用），所以本次尽量少用他校（无损文义者，不出校）。

《仁术便览》的初刻本由于年代久远，辗转印刷多次，现存的版本都存在文字漫漶的现象。

经过版本调研发现：国家图书馆版本与南京图书馆收藏版本（以下简称南京藏本）实际是一个藏本。但国家图书馆藏本已查无下落，而南京图书馆所藏胶片因保存不善，多处粘连皱折，导致字迹漫漶不清。中国中医科学院图书馆藏本（以下简称中医科学院藏本）和上海图书馆藏本品相较好且完整。北京中医药大学图书馆藏本（以下简称北中医藏本）是残本，缺第3卷、第4卷，配补了第4卷，仍缺第3卷。所以本次整理，以中医科学院藏本为基础，因其有部分残缺，利用其他藏本进行了补缺。因系同一版本，径补不出校语。

四个藏本虽然属于同一个版，但有序的差异：南京藏本与北中医藏本有王序、方序，缺夏序，中医科学院藏本和上海图书馆藏本缺王序，有方序和夏序，推测可能印次不同。

四、校勘体例和原则

本次出版整理原则如下：

1. 凡底本无误，校本有误者，一律不出校记。

2. 底本与校本不同，两者俱通，但难以断定是非者，保存底本原貌，出校记说明。

3. 凡改动底本文字，除属统一改动者在校注说明中说明外，均予出校。

4. 底本中字形属一般笔画之误，如属日、曰混淆，己、巳不分者，予以径改，不出校记。

5. 底本中的俗写药名统一以今规范药名律齐，予以径改，不出校记。如兔丝子改为菟丝子、马兜令改为马兜铃、马兜零改为马兜铃、射香改为麝香、姜蚕改为僵蚕、绪断改为续断、虾蟆改为蛤蟆、草叩改为草蔻、龙会改为龙荟、班猫改为斑蝥、川山甲改为穿山甲、青湘子改为青葙子、史君子改为使君子、牛旁子改为牛蒡子、柯子改为诃子、川练改为川楝、琐阳改为锁阳、肉苁容改为肉苁蓉、紫苑改为紫菀、白敛改为白蔹、鹏砂改为硼砂、山查改为山楂、栝蒌改为瓜蒌、辛荑改为辛夷、蝉退改为蝉蜕、褚实改为楮实、褚叶改为楮叶、荜拔改为荜茇、荜麻改为蓖麻、萆麻改为蓖麻、梹榔改为槟榔、没石子改为没食子、白芨改为白及、白藓皮改为白鲜皮等。

6. 底本中的异体字、古体字径改为现在通行字，不出校记。

7. 底本中的通假字，出校记说明通假关系，必要时征引训诂书证或文献书证进行注释。

8. 底本与校本虽然一致，但按文义疑有讹、脱、衍、倒之属，又缺乏依据未能遽定者，保留原文不作改动，出校存疑。

9. 本次整理，重新编制目录。若正文与底本目录不符处，且底本目录正确者，则据目录修改正文，并出校说明。

10. 原书为竖排繁体，今改为横排简体，并加以句读，文中凡表示文序的“右”均改为“上”。

11. 原序言无序号，本次整理时添加。

12. 序、跋中因自谦改变字号处，本次整理时统一与正文字号律齐。

序[1] 一

尝闻古人多无病，间有病而治之，惟移精变气而已。末世病治以药，或愈或不愈。夫病而后药亦晚矣，是故圣人不治已病治未病。吾邑张君精于岐黄之业，集为《仁术便览》，得病之情，知治之体，杂合以治，各得所宜，诚可以济蒸人[2]。第治已病耳，何取乎？盖古人恬憺虚无，真气从之，精神内守，邪不能深入，是以多无病。治病者，亦不药而愈。今之人，知奉生之道者寡，情慕云为[3]，逆于生乐，不得已而治之，《仁术便览》之刻可已哉。呜呼！使不能病病，动伐其本根，而曰《仁术便览》，乃已试之方。兹刻也，病天下[4]矣。

万历乙酉秋九月望日临邑王再聘撰

---

① 序：中国中医科学院藏本原无此序，据北中医藏本与南京藏本补。

② 蒸人：众人。"蒸"通"烝"，众、多之义。《列子·仲尼》："立我蒸民。"张湛注："蒸，众也。"

③ 情慕云为：出自《素问·移精变气论》王冰注语："情慕云为，远于道也。"情慕，眷恋思慕之心情。云为，追逐官场名利之举止言行。宋·司马光《上皇帝疏》："举措云为，不可不慎。"

④ 病天下矣：担心天下人的疾病。病，担忧。

序 二

岐黄家侈口①而谈方伎②，人持其说以争相秦楚，几令臧三耳③矣。其所为标本支节，传经递络，浮沉缓促，洪细起伏，一切按五部而约之三关。藉令越人见垣④，加功巧十等，谅毋委去膏肓而洞中嗣君⑤也。善乎！太仓令⑥之言曰：臣不能起死，而能知生人病，各以其意投之，病辄效，则治之非难，而中之难也。方书医乘⑦，何翅⑧充栋，而操指稍稍略似，可付咸阳一炬⑨耳。文学张君蚤⑩以儒生起家，已而厌弃，好养生言。

① 侈口：夸口；大言。

② 方伎：指医药与养生之类的技术。“伎”通“技”，《说文通训定声·解部》：“伎，假借为技。”

③ 臧三耳：先秦名家诡辩的论题。典出《孔丛子·公孙龙》。此处指有争议。

④ 越人见垣：传说扁鹊能够看到墙后面的人，洞察五脏六腑症结。

⑤ 洞中嗣君：据《史记·扁鹊仓公列传》记载，扁鹊路过虢国时，曾治好虢太子的尸厥证。洞中，指命中、切中。嗣君，指皇太子。

⑥ 太仓令：负责粮食储藏保管之官，此处指淳于意。淳于意为汉初名医，曾任齐国太仓令，故又称“仓公”。

⑦ 医乘（shèng 胜）：泛指医书。乘，春秋时晋国的史书，后用以称一般史书。

⑧ 何翅：何止。“翅”通“啻”，《说文通训定声·解部》：“翅，假借为啻。”

⑨ 咸阳一炬：指项羽率军到咸阳后将秦宫全部烧毁。在此泛指一把火烧光。

⑩ 蚤：通“早”，《说文解字注·虫部》：“经传多假为早字。”

用是①搜古验今，綦累成帙②，因扁其名③曰《仁术便览》。一开卷间，青囊④大备，若入武库，五兵⑤纵横。而言约理要，指掌可睹，真摄身者南车⑥也。啬生⑦久视⑧，达命⑨者诚非之。然使疾病无夭迂，而中其疴恙，于人亦可有济，毋亦长者之心哉。郡侯王公，当世所推毂⑩仁者也。公之惠此元元⑪也，既已起疲癃⑫而大造之矣，而尤有当于文学之言。乃飞尺檄⑬，命应选厕⑭一言以序之。远哉乎！公之用心也。公之政寿一郡，公之心寿一世，令大地以内有负惫⑮无号者，公心戚戚焉。彼其

---

① 用是：由此。

② 綦（qí 棋）累成帙：指编纂成书。綦，原义为鞋带，此处有编连之义。

③ 扁其名：署其名。《说文解字·册部》："扁，署也。"

④ 青囊：古代医家存放医书的布袋，借指医术、医生。此指医术。唐·刘禹锡《闲坐忆乐天以诗问酒熟未》："案头开缥帙，肘后检青囊。唯有达生理，应无治老方。"

⑤ 五兵：矛、戟、弓、剑、戈五种兵器。此泛指各种兵器。

⑥ 南车：即指南车。比喻正确方向的指引者。

⑦ 啬生：爱惜生命。啬，爱惜。

⑧ 久视：长寿。《吕氏春秋·重己》："世之人主贵人，无贤不肖，莫不欲长生久视。"高诱注："视，活也。"

⑨ 达命：犹知命。

⑩ 推毂（gǔ 古）：荐举；援引。《史记·魏其武安侯列传》："魏其、武安俱好儒术，推毂赵绾为御史大夫。"

⑪ 元元：百姓；庶民。《后汉书·光武帝纪上》："上当天地之心，下为元元所归。"李贤注："元元，谓黎庶也。"

⑫ 疲癃：曲腰高背之疾。泛指年老多病之人。宋·张载《正蒙·乾称》："凡天下疲癃残疾，惸独鳏寡，皆吾兄弟之颠连而无告者也。"

⑬ 尺檄：此指书信。《说文解字·木部》："檄，二尺书。"

⑭ 厕：参与。

⑮ 负惫：遭遇危殆。

旌干①所及，靡不彷徨②。即令格于树采③者，则药笼④具在，振此足致无涯矣。夫亦以其痌瘝之心⑤而托之以绥⑥乎。州太学生夏惟勤精于其学，称国手。公尝嘱之校雠，亦谓一字千金矣，是中《经首》⑦ 哉。

万历乙酉秋九月望日

属下吏冀州知州方应选谨撰

---

① 旌干：旗竿。

② 彷徨：即盘旋、围绕之义。《庄子·天运》："风起北方，一西一东，在上彷徨，孰嘘吸是？"成玄英疏："彷徨，回转之貌。"

③ 树采：树木的光彩。"采"通"彩"。

④ 药笼：盛药的器具。比喻储备人才之所。明·陈继儒《读书镜》卷九："夫海内才士，诚国家药笼中所不可无。"

⑤ 痌瘝（tōng guān 通关）之心：谓关怀人民病痛、疾苦。痌：痛苦。瘝：疾苦。

⑥ 绥：安抚。

⑦ 中经首：指内行，擅长。《经首》是传说中尧时的乐曲名。《庄子·养生主·庖丁解牛》："庖丁为文惠君解牛，手之所触，肩之所倚，足之所履，膝之所踦，砉然响然，奏刀騞然，莫不中音，合于《桑林》之舞，乃中《经首》之会。"

序[1] 三

昔上古人多寿万年，自黄帝无端而制为百草之经，毒天下后世，百病陡发，人几不获遂其生矣。然遽以不仁目其书，其书终不可废，何也？亦顾[2]用其术者何如耳。予唯刑是职，惴惴惧远于仁术，然于古先王设刑之意，罔不兢兢。盖以刑之绳人，犹药之攻疾，疾止则已，人直则宥[3]，无二道也。因退食[4]之暇，见太守王公较政[5]《仁术便览》一书，喜而手之不倦，知为张君所纂辑也。予悯其缺略而补之，不敢妄为增加。诚以医之为道，必洞见垣一方，始得以刀圭投之。如执成方而杀人，何异于以挺[6]与刃哉。其毒天下甚矣，其毒万世甚矣。然有是编而不仁滋大，刑书铸而俟人平反，是编存而俟人神明，其用以去病也。等之畏法，则人尽反[7]于古初，何异黄帝亲授一经哉。不然，予惧以杀人者而谋生人。后之不善读是书者，或至以生人者而反杀人，是岂余之意也夫！

---

① 序：此序无署名，据序中内容，推测为夏惟勤之序。

② 顾：看。

③ 宥（yòu 又）：宽容，饶恕，原谅。

④ 退食：退朝就食于家或公余休息。

⑤ 较政：校正。“较”通“校”。《说文解字注·车部》：“凡言校雠，可用‘较’字。”

⑥ 挺：疑为“梃”之误，梃为棍棒之义。

⑦ 反：通“返”，归真返璞之义。

目 录

卷之三

卷之四

卷之一

中　风

中风大率主血虚有痰，或挟火与湿。当以治痰为先，次养血行血，又须分气虚、血虚。脉迟数者可治，大数而极者难治。中腑者，面显五色，有表证而脉浮，恶风恶寒，拘急不仁，其病多易治。中脏者，唇吻不收，舌不转而失音，鼻不闻香臭，耳聋而眼瞀①，大小便秘结，或口开手撒，眼合遗尿，吐沫直视，喉如鼾睡，肉脱筋痛，发直，摇头上窜，面赤如装②，或头面青黑，汗缀如珠，其病深，多不治。中腑者宜汗，中脏者宜下。汗下不宜太过，汗多则亡阳，下多则亡阴。治风之法，初得即当顺气，日久则当活血，此万古不易之论。又云半身不遂大率多痰，在左属死血少血，在右属气虚有痰。左用四物汤兼二陈，加桃仁、红花、竹沥、姜汁；在右用四君子汤兼二陈，亦入竹沥、姜汁，俱当随证施治，不可执一。若外无六经之形证，内无便溺之阻膈③，惟肢体不遂、语言謇涩，宜大秦艽汤养之。当顺时令、调阴阳、安脏腑、和荣卫，未有不愈者也。又有年高气弱，以将息失宜，或七情相干，而卒似风状者，非外来风邪，乃本气为病也。若以风药治，反害非轻。此刘守

---

① 眼瞀：眼睛昏花。《正字通·目部》："瞀，视眩易也。"

② 装：通"妆"。装饰，打扮。《登徒子好色赋》："此郊之姝，华色含光，体美容冶，不待饰装。"

③ 膈：阻隔。

贞①、许学士之高论也，不可不察。

通关散 治卒中风邪，昏迷不省，牙关紧急，汤水不下。

细辛洗，去土、叶 猪牙皂角去子，各一钱

上为细末，男左女右，吹鼻中。

一方 加半夏。

稀涎散 治中风，忽然若醉，形体昏闷，四肢不收，涎潮搐搦，气闭不通。

明矾一两 猪牙皂角四个

上为细末，姜汤调服，吐痰好。

一方 加半夏一钱。

祛涎散 治中风不省人事，多因痰壅所致。

白矾二钱，生为末，生姜自然汁调服，其痰或吐或化，便苏。蜜水、滚水俱可调服，腹中响即开。

一方 盐卤水加姜汁灌下，好。

一方 痰厥不省人事，清油灌下，须臾，吐痰好。

一方 大红末子治痰迷心，不省人事。

白矾一两 朱砂一钱

上为细末，每白汤调服一钱。

一方 用生五倍子为末，先用香油拌匀，再用温水调灌。下痰吐法，轻用瓜蒂、虾汁、皂角，重用藜芦半钱或三分，加麝香，灌入鼻内或口内，吐痰出。一吐不已，再吐之。亦有虚而不可吐者。

紫金锭 治中风中气，口眼歪邪②，言语謇涩，一应风气，

① 刘守贞："贞"通"真"。即刘守真，名完素，号河间老人。

② 邪：通"斜"。《汉书·司马相如上》："邪与肃慎为邻，右以汤谷为界。"颜师古注："邪读为斜。"

或牙关紧急，口噤，筋脉挛缩，骨节风肿，手足疼痛，行步艰辛，并用酒磨下一钱。

乌药顺气散　治男子妇人一切风气攻注，四肢骨节疼痛，肢体顽麻，手足瘫痪，言语謇涩者。宜先服此药疏通气道，然后进以风药。气上升为逆，降下为顺。顺气者正所谓降气也。

麻黄去根节　陈皮去白　乌药各二两　僵蚕去嘴，炒令丝断　川芎　枳壳去穰，麸炒　甘草　桔梗去芦　白芷各一两　干姜炮，五钱

手足不能起，加续断、威灵仙；左瘫右痪，加当归、天麻、蒺藜。

上水一钟半，生姜三片，煎服。

八味顺气散　凡中风之人先服此药，顺气后进风药。

白术　白茯苓　青皮　陈皮　白芷　乌药　人参　甘草

上每服六钱，水一盏煎至半盏，温服。仍以酒化苏合香丸间服。

大秦艽汤　治中风，外无六经之形证，内无便溺之阻膈，知为血虚弱不能养于筋，故手足不能运用，舌强不能言，宜养血而筋自荣。

秦艽　石膏各三两　甘草　川芎　当归　羌活　独活　防风　黄芩　白芍　白芷　白术　生地　熟地　白茯苓各二两　细辛五钱

上每服一两，水煎。如天阴，加生姜七八片。

三化汤　治中风，外有六经之形证，先以加减续命汤随证治之。内有便溺之阻膈，复以此导之。

厚朴姜制　大黄　枳实　羌活各等分

上锉，每服三两，水三升，煎至一升半，终日服之，以微利则已。如内邪已除，外邪已尽，当从愈风汤以行中道。久服

大风悉去，纵有微邪，只从愈风汤加减治之。然治病之法不可失于通塞，或一气之微汗，或一旬之通利，如此为常治之法也。久则清浊自分，荣卫自和。

羌活愈风汤 治肝肾虚，筋骨弱，语言难，精神昏愦，及治风湿内弱，风热体重，或瘦而一肢偏枯，或肥而半身不遂。心乱则百病生，静则万病息。此药能安心养神，调阴阳无偏胜。

羌活 甘草炙 防风去芦 黄芪去芦 人参去芦 蔓荆子 川芎 细辛去芦、土、叶 枳壳去穰，麸炒 地骨皮 麻黄去节 知母去皮毛 独活 白芷 杜仲炒去丝 秦艽去芦柴胡去苗 半夏汤洗，姜制 厚朴姜制 熟地黄 防已 前胡各二两 芍药 黄芩去腐 白茯苓各三两 石膏 生地黄 苍术各四两 桂一两

上锉，每服一两，水二盏煎至一盏，温服。如遇天阴，加生姜三片煎。空心服，临卧煎柤①常服之。药不可失于四时之辅，如望春大寒之后，加半夏、柴胡、人参各二两；望夏谷雨之后，加石膏、黄芩、知母各二两；季夏之月，加防已、白术、茯苓各二两；望秋大暑之后，加厚朴、藿香各二两，桂一两；望冬霜降之后，加附子、官桂各一两，当归二两。

凉膈散 治中风，心经痰气壅塞，不能言语。

连翘一钱 山栀 大黄 薄荷 黄芩各五分 甘草一钱半 硝二分半 黄连五分

大便如常，去硝黄；有气加香附、桔梗；痰壅盛，中风不能言，加枳实、胆星、菖蒲、半夏、桔梗、茯苓；大便如常，去硝黄②。

---

① 柤（zhā扎）：渣滓。《广韵·麻韵》："柤，煎药滓。"
② 大便如常，去硝黄：此句重出，疑为衍文。

上水一盏半，生姜五片，煎服。

转舌膏 加菖蒲、远志，蜜丸弹子大，朱砂为衣，每服一丸，薄荷汤化下。

一方 中风愈后，痰壅气滞，胸膈迷闷，南星八钱（姜制透），广木香一钱，上姜七片，水煎服。

一方 治风疾如神，三年风瘫亦治。

川芎 白芷 细辛 两头尖炮，各一两 川草乌一钱，炮

上为细末，将葱白切捣如泥，同前药再捣千搥，捏如钱大饼子，阴干。每服一饼，细嚼茶汤送下，服一月效。

搜风顺气丸 治肠胃积热，以致膈间痞闷，大肠结燥，小便赤涩，肠风痔漏，腰膝酸痛，肢节顽麻，手足瘫痪，行步艰辛，语言謇涩。三十六般风，七十二般气，无不治之。此药宣通气血，清热润燥，通利大小便，则诸病自愈。

车前子一两半 白槟榔 火麻子微炒，去壳，另研 菟丝子酒浸焙干 牛膝酒浸二宿 干山药各二两 枳壳 防风 独活各一两 郁李仁汤泡去皮，研，二两 大黄五钱，半生半熟，有加二两者，有五两者

上为细末，炼蜜丸梧子大。每服二十丸，茶清米饮任下，早晚各一服。觉大肠微动，以羊肚肺羹补之。此药膏粱之家肥甘大过，以致大便结燥，尤宜服之。老人大肠无血最宜。

乌龙丹

川乌（去皮脐）、五灵脂各五两，入龙脑、麝香各一分，又云各一钱。上研令匀，滴水丸如弹子大。每服一丸，先以生姜汁研化，次以暖酒调服，早晚各进一服。五七丸便抬手足，十丸可自梳头。

一方 治中风口眼歪邪。用巴豆七枚，去皮烂研，左㖞涂

右手心，右㖞涂左手心，仍将热水一碗安手心中，须臾便正洗去，频频抽扯手中指，好。

一方　治中风三年不较①者。松叶一斤，细切，以酒一斗煮取三升，顿服，汗出立瘥。

选奇汤　治眉疼不可忍，此乃风疾先兆也。

羌活　防风各二钱　甘草二钱，夏生冬炒　黄芩四制，冬月不用，一钱

每服一两，时时服，免风起。

起左汤　治气厥、痰厥、血虚、瘫左，即四物二陈加顺气安神之药。

乌药童便煮，一钱　桔梗　枳壳炒　秦艽　橘红　生地各八分　半夏姜炒　白茯苓　黄芩酒炒，各一钱　当归酒洗　芍药酒炒　羌活　川芎各七分　甘草炙　枳实去穰炒，各五分　细辛二分　南星炮，八分

心神不宁加茯神、远志、归身。

上水一盏半，生姜五片，煎服。

起右汤　治瘫右者，气虚痰盛，言语謇涩，即四君子二陈汤加通气药。

陈皮　半夏　南星　茯苓　甘草　人参　白术　乌药　羌活　秦艽　桂皮　酒芩　酒柏　防风　白芷

肥白人加熟附子三分，言语难加菖蒲、桔梗②，手足不遂加威灵仙、续断，血少加川芎、当归，足肿加防己，大便燥常服搜风顺气丸。

---

① 不较（jiào 叫）：病势不减。较，张相《诗词曲语辞汇释》卷二："较，犹瘥也。"

② 桔梗：原作"枯梗"，义不通，据文义改。

上水一盏半，生姜五片，煎服。

小续命汤 治卒暴中风，不省人事，半身不遂，口眼歪邪，手足颤掉，语言謇涩，肢体麻痒①，精神昏乱，头目眩晕，痰涎壅盛，筋脉拘挛，及脚气缓弱不能动履屈伸。

防己 桂心 黄芩 杏仁去皮尖，炒 芍药 甘草炙 川芎 麻黄去节 人参各一钱四分 防风二钱 附子炮，七分，此药通行诸经，引用药也

上锉，分作二服。水二盏，生姜五片，枣二枚，煎八分，食远热服。精神恍惚加茯神、远志；骨节烦痛有热者加芍药去附子；心烦多惊加犀角；骨节重痛有寒湿倍加官桂、附子；呕逆腹胀加半夏，倍人参；燥闷，大便涩，去附子，倍加芍药，入竹沥；脏寒下痢去防己、黄芩，加白术；自汗去麻黄、杏仁，加白术；脚膝弱加牛膝、石斛；身疼加秦艽；腹痛加桃仁、姜炒杜仲。凡治中风，不审六经之形证加减，虽治无益。加减法具于后。

麻黄续命汤 治太阳中风，无汗恶寒。

本方中麻黄、杏仁、防风各加一倍。

桂枝续命汤 治太阳中风，有汗恶风。

本方中桂枝、芍药、杏仁各加一倍。

白虎续命汤 治阳明中风，身热无汗，不恶寒而渴。

本方中加知母、石膏各②一钱四分，去附子。

葛根续命汤 治阳明中风，身热有汗恶风。

本方中加葛根、官桂、茯苓各一钱半。

附子续命汤 治太阴中风，无汗身凉。

---

① 痒：顺治本作“痹”，义长。

② 各：原无，据明·周文采《医方选要·诸风门》补。

本方中加附子一倍、干姜一钱。

桂附续命汤 治少阴中风，有汗无热。

本方中加桂、附、甘草各一倍。

羌活连翘续命汤 治六经混淆于少阴、厥阴、杂系中风，肢节挛痛不仁。

本方中加羌活、连翘各一钱半。

独活寄生汤 治风湿腰腿疼痛，或日久卧床不起，服七日见效。

独活 桑寄生如无以续断代 杜仲姜炒 秦艽 牛膝 茯苓 川芎 人参 防风 细辛 桂心各二两 芍药 当归 熟地黄各三两 甘草炙，五钱

上锉，每服一两，水二盏，姜三片，煎至七分，通口热服。

黑虎丹 治诸风有效，治破伤风尤好。

乳香 朱砂 瓜天麻 两头尖各五钱 川乌 川草乌炮，各四两 苍术四两半，泔浸炒 川芎 石斛 防风 麻黄 荆芥 甘草各一两 白芷一钱 何首乌 当归酥油炙，一两

上为末，炼蜜丸弹子大，每服一丸，嚼烂，黄酒送下。出汗好。

一方 调养一切风疾，麻木不仁，或言语难，或舌强，或止麻止木，语言如常，俱可服。

当归酒洗，一钱半 白芍酒炒，一钱 生地八分 陈皮 半夏姜制 茯苓各一钱半 白术一钱 柴胡 菖蒲 枳壳 黄芩各七分 川芎五分 白芥子炒，一钱 甘草三分 木香二分薄荷 羌活各七分 大黄一钱，泄者去之

气虚加人参去大黄，大便难不去。

上水二盏，生姜三片，煎至七分，空心热服。

牵正散　治中风，口眼歪斜，半身不遂。

白附子、白僵蚕、全蝎（去毒）并生用，各等为末，不拘热酒，调服二钱。

活命金丹　治中风，神不清。即凉膈散加青黛、蓝根。

上为细末，炼蜜为丸如弹子大，朱砂为衣，金箔盖之。每服一丸，茶清化开，临卧服。

清阳汤　治中风，口㖞，颊腮紧急，胃中火盛，必汗不止，小便频数。

升麻　黄芪　归身各二钱　葛根钱半　红花一分　苏木五分　甘草炙，一钱　酒柏一分　生甘草五分　桂枝一分

酒煎温服，不饮酒水煎服。

涤痰汤　治中风，痰迷心窍，舌强不能言。

南星姜制　半夏姜制，各二钱半　枳实麸炒，二钱　茯苓去皮，二钱　橘红一钱半　石菖蒲　人参各一钱　竹茹七分　甘草五分

水二钟，生姜五片，煎服。

省风汤　治卒暴中风，口噤全不能言，口眼歪斜，筋脉挛急，抽掣疼痛，风盛痰实，旋晕僵仆，头目眩重，胸膈烦满，左瘫右痪，手足麻痹，骨节烦疼，步履艰辛，恍惚不定，神志昏愦，一切风症可服。

防风　天南星生用，各四两　半夏汤泡，生用　生甘草　黄芩各二两

上每服一两，水二盏，生姜十片，煎服。同导痰汤合服尤好。

导痰汤

南星炮，一两　橘红一两　赤茯苓一两　枳壳一两　甘草五分　半夏七钱

上水二钟，生姜五片，煎服。

厥　病附手足麻木。麻是气虚，木是胃中有湿痰死血

厥者，逆也，手足因气血不相接，逆而冷也。因气虚血虚者多。有阳厥，有阴厥。阳衰于下则寒，阴衰于下则热。阴厥者，身凉不渴，脉迟细而微，手冷过肘；阳厥者，烦渴谵妄身热而脉数，手足虽冷，不过肘也。

瓜蒂散　吐而口噤者，先用搐鼻药。

瓜蒂炒　赤小豆各等分

上为末，用香豉一合，水二盏，煮作稀粥，去柤，取三分之一，和药末一钱，顿服之。不吐少加，得快乃止。吐不止，以麝香少许，水调服，解之。气厥身凉，用苏合香丸，或八味顺气散。今用紫金丹，姜汁磨服，甚妙。气虚厥脉细者，用四君子汤。痰厥脉弦，用玉①枢丹，或牛黄丸，或白术、竹沥。

又方　用大半夏三十个、巴豆二十个，为末，丸小豆大，朱砂为衣，每服一丸，姜汤送下。

姜附汤　治寒厥迷闷，四肢厥冷。

干姜一两　附子一个，生去皮脐

挟气攻刺加木香五分，挟风不仁加防风，挟湿加白术，筋脉牵急加木瓜，肢节痛加桂枝。

上锉，正药每服三钱。加者另入三分之一。

四物汤　治血虚厥，脉大如葱管者。

当归　川芎　白芍　熟地黄

理中汤　治寒厥，脉沉微者。

---

① 玉：原作“王”，据方名改。

人参　白术　干姜　甘草

甚加熟附子。

承气汤　治热厥，脉数大者。

大黄　枳实　厚朴　芒硝

白虎汤　治暑厥，腹满身重，自汗脉沉滑者。

石膏　知母　甘草　糯米

加味理中汤　治蛔厥，胃寒所生。

即理中汤加炒川椒五粒、槟榔五分，乌梅丸亦治蛔厥，见心脾痛门。

调气平胃散　治尸厥，此中恶之候，因冒犯不正之气，忽然手足厥冷，头面青黑，不省人事，妄语口噤，宜苏合香丸灌之，候稍醒用调气平胃散、紫金锭效。

白豆蔻　丁香　檀香　木香各二钱　藿香　甘草各八分　砂仁四钱　苍术八钱　厚朴五钱　陈皮五钱

上为末，每服二钱，姜枣煎汤，入盐少许，调服。

补气汤　治皮肤麻痒。

黄芪　白芍　甘草　泽泻　陈皮　人参

上水一盏半煎服。有痰加半夏、生姜。

人参益气汤　治两手麻木，四肢困倦，怠惰嗜卧，乃热伤元气也。

黄芪八钱　生甘草　人参各五钱　白芍二钱　柴胡二钱半　炙甘草　升麻各二钱　五味子一百四十粒

上分作四服，水一盏半煎。

导气汤　治两腿麻木沉重。

黄芪八钱　甘草六钱　青皮四钱　升麻　柴胡　归梢　泽泻各二钱　陈皮一钱　红花少许

一方　治麻是气虚，胃中有湿痰，木者即不仁，胃中有湿痰，经络中有死血瘀血，随左右患治法，方见中风门。或加桃仁、红花行滞血，竹沥、姜汁行滞气。

一方　治风湿，遍身疼痛，或麻木不仁。先饮胡椒、姜汁，热酒数杯，后将生姜半斤或四五两捣烂，和荞面成饼掩脐上，一炷香觉热气入腹，二三炷香时通身汗出，自愈。

止麻清痰饮　见脾胃门。

痛　风附湿痹、鹤膝风

四肢百节走痛是也，他方谓之白虎、历节风，有痰，有风热，有风湿，有血虚。又有痹病相类，行痹即走注疼痛，痛痹则痛风，着痹即麻木不仁。痹类痿，痛为痹，不痛者痿。

治方

陈皮　半夏　茯苓　甘草　黄芩酒炒　羌活　苍术　白芷　川芎　当归　香附

上水二盏，姜三片，煎服。在[①]臂痛加薄桂、威灵仙；在腿加牛膝、防已。肥人因痰者加南星，瘦人血虚者加黄柏、生地、芍药，湿者加白术。肢节痛脉涩数者，是瘀血，加桃仁、红花、当归、川芎、大黄，微利之。因于风者，用续命汤。

一方　鸡爪风，手足摇动，不能举物。

五加皮　海桐皮　川乌炮　牡丹皮　川芎　赤芍各五钱　干姜　肉桂各一钱

上为末，每服三钱，用古铜钱一文，香油浸入药，同煎服。

一方　十指痛，或麻木。

---

① 在：原作“左”，据下文例改。

大附子　广木香各等分

足弱，去附子，加川乌（炮）。

上水煎服。

二妙散　治筋骨疼痛，因湿热者。

黄柏　苍术米泔浸炒

上二味为末，滚汤入姜汁调服。

二味皆有雄壮之气。表实气实者加酒少许，气虚加补气药，血虚加补血药，痛甚加姜汁热服。

潜行散　黄柏酒浸为末，入药调服。

捉虎丸　治一切风疾，走注疼痛，手足瘫痪，麻木不仁，及白虎历节风。

麝香二钱半　好墨烧烟尽，一钱半　乳香　当归酒洗　没药各七钱半　白胶香另研　草乌去皮　地龙去土　木鳖子去油　五灵脂各一两半

上为末，和匀，糯米糊为丸如鸡头大。每一丸，酒化下。远年近日寒湿脚气，临发时，空心服一丸，脚面汗出效。

当归止痛汤　治风湿为病，肢节烦痛，肩背沉重，胸膈不利，及遍身疼痛，流注，手足胫肿痛不可忍。

羌活　甘草炙　黄芩酒炒　茵陈酒制　人参　防风　升麻　苦参　葛根　苍术泔浸　归身酒洗　知母去毛　茯苓　泽泻　猪苓　白术

上水二盏，煎服。

羌活续断汤　胜独活寄生汤，治病同。

羌活　防风　细辛　白芷　杜仲　牛膝　秦艽　续断　熟地　当归　人参　芍药　茯苓　桂心　川芎

久冷身体疼痛加附子，热加炒黄柏。

上水二盏，姜三片，煎服。

通气防风汤 治肩背痛不可回顾，脊痛项强，腰似折，项似拔，此太阳经气郁不通，以本经药散之。

羌活 独活各一钱 藁本 防风 甘草各半钱 川芎 蔓荆子各三钱

上水一盏半，煎服。

一方 治肩背痛。

苍术一钱半 羌活 茯苓 泽泻 白术 陈皮各一钱 甘草四分 桂枝 威灵仙 桔梗 防风 赤芍各五分

上水二盏，姜三片煎。

消风散 治手足不能屈伸，周身疼痛。

陈皮 当归 茯苓 白术各一钱 玄胡 半夏 牛膝各八分 甘草三分 枳壳 防风各五分 防己 羌活 独活各六分 木瓜四分 秦艽六分 川芎八分

上水二盏，姜三片，煎。

大防风汤 去风、顺气、活血、壮筋。又治痢后脚痛，缓弱不能行，名曰痢风。或两膝肿疼，脚胫枯腊，名曰鹤膝风。

熟地 白术各二两 羌活去芦，一两 人参去芦，一两 川芎一两半 甘草炙，一两 附子炮，去皮尖，一两半 防风去芦，二两 牛膝酒浸，一两 黄芪去芦，二两 杜仲炒去丝，二两 白芍二两 当归酒洗，二两

上每服四钱，水一盏半，姜七片，枣一枚煎。

中 寒

主乎温散。有卒中天地之寒气者，有口得寒物者。

理中汤 治五脏直中寒邪，口噤失音，四肢强直，腹痛冷

泄，兼治胃脘寒，冷气刺痛。加附子名附子理中汤，去人参名四逆汤。

人参 白术 干姜 甘草

上水一盏半煎。

生料五积散 治感冒寒邪，头疼身痛，项强拘急，恶寒呕吐，或腹痛。又治伤寒发热，头疼恶风，无问外感风寒，内伤生冷，及寒湿客于经络，腰脚酸疼及妇人经滞腹痛。

苍术二钱四分 桔梗六分 陈皮六分 麻黄六分 枳壳六分 厚朴四分 干姜四分 白芷五分 半夏五分 川芎五分 甘草三分 茯苓五分 肉桂五分 芍药五分 当归五分

冒寒用火煨生姜，挟气加吴茱萸，妇人调经入艾叶。

上每服一两，姜三片，葱三根，煎服。

葱熨法 治阴寒症，腹痛至死。用葱白一大握如茶盅大，纸卷紧，却以快刀切齐一指厚片，安于脐上，以热熨斗熨之，待汗出为度。一片未效，再换一片。后服药。或将葱捣成饼掩脐，以艾灸亦好，吾用之得生。

胡椒五钱 滑石煅七次 麝香各一钱

上为末，酒调服，神效。

一方 治阴毒伤寒。用黑豆一合，炒令黑烟起，入水煎三五沸服，汗出回阳，立瘥。中寒脉虚而微细，虽燥①烦渴，可煎理中汤浸冷服之。不可热服，正谓热药冷服之意。

一方 治阴寒腹痛甚。

百草霜 千头子② 蛾口烧 枯矾 葛条灰各三分

---

① 燥：通“躁”，急躁。《素问·至真要大论》：“诸燥狂越，皆属于火。”

② 千头子：即地肤子。

上研细，用热黄酒二小钟调服，大汗出，效。有汗时令人看守，不可揭去衣，入风伤人至死。

一方　治中寒胃虚，停痰留饮，哕逆呕吐。用大半夏二钱（汤洗七次），制丁香五分，藿香一钱，生姜五片，水煎服。

一方　治伤寒咳逆不止。

丁香　良姜各一钱　甘草　柿蒂各七分

上水一盏，煎服。

一方　治伤寒发热，谵语。以蚯蚓粪末凉水调服。如腮肿，赤小豆水调付。

附子茴香散　治气虚积冷，心腹绞痛。

附子炮，三钱　茴香炒　肉豆蔻煨　干姜炮　人参　白术　茯苓　木香各一钱　丁香　甘草　盐

上水二盏，空心煎服。

回阳救急汤　即四逆汤，治寒邪直中阴经真寒症，恶寒，四肢厥冷，吐泻，引衣自盖，蜷卧，沉重，手指甲唇青，或口吐涎沫，或脉沉迟，或至无脉者。

熟附子　干姜　人参　甘草　白术　肉桂　陈皮　五味　茯苓　半夏

呕吐涎沫或小腹痛加盐炒吴茱萸，无脉加猪胆汁，泄不止加升麻、黄芪，呕吐不止加姜汁。

上水二盏，生姜三片，临服加麝香三厘。

伤　风冒风同治

伤风属寒者多，宜辛温或辛凉之剂散之。

神术散　治四时瘟疫，头痛发热，及伤风鼻塞声重。又治暴中风邪。

苍术五两　藁本去土　白芷　细辛　羌活　川芎　甘草炙，各二两

上为细末，每服三钱，水一钟，姜三片，葱白三寸，煎七分，温服。如伤风鼻塞，用葱茶汤调下二钱。

金沸草散　治肺经受风，头目昏痛，咳嗽声重，涕唾稠黏，及时行寒疫，壮热恶风。

旋覆花去梗，一两　荆芥穗四两　麻黄去节　前胡各三两　甘草炙　赤芍药　半夏汤泡，姜汁浸，各一两

上每服五钱，水一盏，姜三片，枣二枚煎。

参苏饮　见伤寒门。

消风百解散　治四时伤寒，头痛发热，恶寒，及风壅咳嗽，鼻塞声重。

荆芥、白芷、陈皮、麻黄、苍术各四两，甘草（炙）二两，咳嗽加乌梅。

上每服五钱，水一盏，姜三片，葱白三枝，煎至七分，不拘时热服。

消风散　治诸风上攻，头目昏眩，项背拘急，鼻嚏声重，耳作蝉鸣，及皮肤顽麻，瘙痒瘾疹，妇人血风，头皮肿痒，并皆治之。

荆芥穗　甘草炙，各二两　陈皮五钱　人参去芦　白茯苓　僵蚕炒　防风　川芎　藿香叶　蝉壳各一两　厚朴姜制，五钱　羌活一两

上为细末，每服二钱。感风头痛，鼻流清涕，用荆芥汤茶清调下。遍身疮癣，温酒调下。

加味芎苏饮　冬月时病咳嗽，头痛拘急，痰多，恶逆痞闷。

川芎　陈皮　白芷　款冬花各八分　紫苏梗叶　茯苓各七分

苍术　半夏　麻黄　杏仁各一钱　甘草　桑白皮炒，各五分　细辛三分

有汗去麻黄，无汗加葱白，热加黄芩，渴加乌梅。

上水二盏，生姜五片，煎服。

伤　　寒附伤风

脉浮而阴弱，谓之伤风。脉浮紧而无汗，谓之伤寒。脉浮，头项疼，腰脊强，病在太阳；脉长身热，目痛鼻干，病在阳明；脉弦，胸胁痛而耳聋，病在少阳；脉俱细，嗌干腹满，邪在太阴；脉俱沉，口燥舌干而渴，邪在少阴；脉俱微缓，烦满囊缩，邪在厥阴。

麻黄汤　治伤寒，太阳脉浮，头痛发热，恶寒身痛，无汗而喘。冬时得病宜服，春分后忌之。

麻黄去节，一两半　桂枝一两　甘草五钱　杏仁五十个

上每服五钱，水一盏煎。

桂枝汤　治太阳经受病，头痛身痛，发热恶风，汗出，鼻鸣，干呕。冬月宜服，春分后忌之。

赤芍药　桂枝各六钱　甘草炙，四钱

上每服五钱，水一盏，姜三片煎。更啜稀粥助之，以取微汗。无汗休服；若小便数及饮酒人不宜用；饮酒人不喜甘，恐中满而呕。夏至前加黄芩；夏至后加石膏、知母、升麻；病人素虚寒，不须加减。

十神汤　治时气不正，瘟疫妄行，感冒发热，不问阴阳，两感伤寒，并治之。

川芎　甘草　麻黄　紫苏　升麻　白芷　陈皮　香附　芍药各四钱　干葛

上每服五钱或一两，姜三片，水一盏半煎。

香苏饮 治四时伤寒，头痛发热，恶寒。

紫苏叶 香附子各二两 陈皮一两 甘草一两半

头痛加川芎、白芷，名芎芷香苏饮。

上每服五钱，水一盏半，姜三片煎服。

九味羌活汤 治春分后代桂枝麻黄汤，用治杂病亦好。

羌活 苍术 防风各一钱二分半 甘草 白芷 川芎 生地 黄芩各一钱 细辛四分

上作一服，水二盏，姜五片煎，热服。原有汗，去苍术加白术；渴加知母、石膏。

生料五积散 方见中寒门。

伤寒应验方

生绿豆粉二两 麻黄末一两八钱

上每服三钱，冷水调服，不用被盖，出汗愈。

人参败毒散 治伤寒，头痛壮热，或感冒非时，暴寒头痛，肢节骨痛，恶寒。往来寒热，合小柴胡汤尤可；又大小腮蛤蟆瘟或声哑者，亦服；如腮肿，车前草汁付①，好。

人参 桔梗 枳壳 茯苓 川芎各八分 独活 前胡 柴胡各一钱 羌活一钱二分 甘草五分

挟劳役者，倍用人参，加当归、芍药。加荆芥穗、葛根为引妙。

上水二盏，煎。

参苏饮 治时气瘟疫，两感风寒，小儿癍疹未出，疑似之

① 付：通"敷"，搽药。《类说·纪异记》："瓶中有药如膏，曰：'以此付之即瘥。'如其言付，果愈。"

间，尤可服，最稳当。

人参　紫苏　前胡　半夏　葛根　茯苓　桔梗　枳壳　陈皮　甘草各等分

若咳嗽加桑白皮、杏仁，头痛加川芎，气盛者去人参。

上水二盏，姜三片，葱一枝煎服。

藿香正气散　治感冒寒邪，头痛拘急，恶寒作热，或内挟饮食，胸膈不利。又治胸中寒痞，疟后寒痰。无汗加麻黄。

藿香　紫苏各一钱　厚朴　陈皮　半夏　白芷各八分　茯苓　大腹皮　白术各七分　甘草五分

无汗用苍术，去白术。

上水二钟，姜三片煎。春气当温和，大寒大暖皆是不正之气，起居不时，饮食失宜，如内外伤感，正宜服此。

小柴胡汤　治少阳病，脉来弦数，发热耳聋，胁痛口苦，微呕，或往来寒热，胸膈满痛，小便不利，大便秘涩。但见一症便是，不必悉具。

人参一两　柴胡四两　黄芩一两半　甘草一两半　半夏一两二钱半

上水二盏，姜三片，枣二枚煎服。

胸满及嗌干，加枳壳、桔梗；胁痛加芍药、菖蒲；肚腹痛加枳实、大黄；无汗加葛根、升麻；咳嗽加杏仁、五味子；汗下后病不解，加黄连、黄柏、黄芩、栀子；结胸加瓜蒌子；发黄加茵陈、黄柏；发黄有血，加桃仁、当归；狂乱加大黄、朴硝；衄血、下血，加黄连。

白虎汤　治阳明经病，发热目痛，鼻干颊赤，或大汗后表证已解，或吐下后邪气未除，余热在里，心胸烦渴，甚欲饮水，一日内三四服。

石膏四钱　知母一钱　甘草五分

加粳米三十余粒。上水一盏半煎。

咳呕加陈皮、半夏，烦渴不已加人参，发汗不解，脉浮者，加羌活、苍术各一钱二分。

大承气汤　治胃热谵语，五六日不大便，及少阴症口燥咽干，舌胎[①]黄黑及生芒刺，急宜下之。

大黄五钱　厚朴一钱　枳实二钱　芒硝二钱

去芒硝，名小承气汤；去厚朴、枳实，加甘草，名调胃承气汤。

上水二盏，先煎朴实，后入硝黄煎。此[②]药立下死胎。

黄连解毒汤　治伤寒杂病，热毒烦闷，干燥呕逆，呻吟喘满，或下后发热，饮水不解，以此治之。

黄芩　黄连　黄柏　大栀子各等分

如腹满呕吐，或欲作利者，每服加生半夏三枚[③]，厚朴二钱，茯苓二钱。

上每服一两，水二盏，姜三片煎。

六神通解散　治时行，三月后谓之晚发，头痛身热，恶寒，脉洪数，先用九味羌活汤，不愈，后服此药。

麻黄　甘草　黄芩　石膏　苍术

加川芎、羌活、细辛、豆豉。用水一钟半，姜三片，葱一枝，煎服。

---

① 胎：通“苔”，《伤寒论》：“舌上白胎滑者难治。”
② 此：原作“比”，据文义改。
③ 枚：原作“枝”，据文义改。

人参养胃汤 治外感风寒，内伤生冷，增①寒壮热，头目昏疼，不问风寒二证，夹食停痰，俱能治之。但感风寒，以微汗为度。

半夏 厚朴 苍术各一两 人参五钱 橘红七钱五分 藿香 草果 茯苓各五钱 甘草三钱半 乌梅一个

每服四钱，姜七片，煎服。

一方 兼治饮食伤脾，为痎疟。寒多加附子。

十味和解散 治外感内伤寒邪，头痛发热。

白术二两 桔梗一两 人参 甘草炙 当归 陈皮 枳壳 赤芍 防风 厚朴各五钱

每服四钱，姜三片，葱白一枝，水一盏半煎。

调中汤 治夏秋之间，暴寒折于盛热，结于四肢，则壮热头痛。伤寒于胃，则下痢或血或水，脉数，宜用此下之。

大黄七钱 葛根 黄芩 藁本 白术 芍药 桔梗 茯苓 甘草各五钱

每服五钱，水煎，热服。

防风通圣散 治风寒暑饥饱劳役，及伤寒表不解，半入于里，下症未全，下后燥热怫结于心内，烦懊侬不得眠，脏腑积热，燥渴唇焦，咽燥喉痹，目赤耳闭，口舌生疮，咳唾稠黏，谵语狂妄，肠胃燥涩，便秘溺结，及风热壅滞，并治之。

防风 川芎 当归 芍药 大黄 薄荷 麻黄 连翘 芒硝各五钱 石膏 黄芩 桔梗各一两 滑石三两 甘草三两 荆芥 白术 栀子各二钱半

---

① 增：通“憎”，厌恶之义。《论衡·问孔》：“不惧季氏增邑不隐讳之害，独畏答懿子极言之罪，何哉？”

耳聋加菖蒲，去芒硝；涎嗽加半夏。

上每服一两，水二钟，姜三片，煎服。

一方　有砂仁无硝。大头面肿病，加葛根、鼠粘子。

凉膈散　一名连翘饮子。治病与防风通圣同。或中风中气，闷乱不语，或乱言，加黄连、枳实、半夏、胆星、菖蒲。

连翘一两　山栀子　大黄　薄荷叶　黄芩各五钱　甘草一两五钱

上每服五钱，水煎，量虚实加减用。

一方　加黄连名清心散。

竹叶、蜜少许，咽喉肿加桔梗一两、荆芥五钱；咳而呕加半夏、生姜；衄血吐血，加当归、芍药、生地；淋加滑石、茯苓；风弦[1]加川芎、防风、桔梗各五钱。小儿减半服。或豆[2]热甚，黑陷，腹满喘急，小便赤色而将死者，此一服更加大承气汤约以下之，得利立效。退表里热，加益元散。

益元散

滑石六两　甘草一两

上为末，每服三钱，蜜少许，温水或凉水调服。

加味温胆汤　治心胆虚怯，触事易惊，梦昧不祥，气郁生涎。涎与气抟亦生诸症，或短气悸乏，或复自汗，四肢浮肿，饮食无味。

枳实　半夏　竹茹各八两　陈皮十二两　白茯苓六两　甘草炙，四两

加香附一斤半，人参、柴胡、麦冬、桔梗各六两。

---

① 风弦：即眼弦赤烂，多由脾胃积热所致。

② 豆：通“痘”。《徐霞客游记·滇游日记（七）》：“是方极畏出豆，每十二年逢寅，出豆一番，至相牵染，死者相继。”

每服一两，生姜五片，枣二枚，水煎服。

枳实栀子汤 治大病瘥后，食复劳复者。

枳实二枚 栀子十四个 豆豉一升

有宿食，加大黄五六片。

用清浆水二盏煎。

白术散 治伤寒病后气脉不和，食复劳复病症如初者。

桔梗 茯苓 白芷 陈皮 香附 甘草 青皮 山药各三两 白术四两 干姜二两 木瓜一片 紫苏三分

每服五钱，姜三片，枣二枚，水煎服。

若吐泻加白梅，喘加桑白皮、杏仁，伤寒劳复加薄荷，膈气入木通，中暑呕逆加香薷，霍乱加藿香。

蜜煎导法 阳明病汗下后，体虚气弱，津液枯竭，脏腑闭塞，大便不行，用之。

用蜜一两，铜器中微火煎之，稍凝如饴，搅之勿令焦，可丸，入皂角末、盐少许，捏作挺子，如指长二寸，令一头锐，纳谷道中，以手急抱，欲大便乃去之。

又方 用白萝卜子一合，研烂取汁，入蜜调服，立通。

治大头病，兼治喉痹歌：人间治疫有仙方，一两僵蚕二大黄，姜汁为丸如弹子，井花①调蜜更清凉。

紫金锭 酒磨服，治大头瘟效。春秋时月，人感山岚瘴气、雾露毒气，发寒热，胁膈饱闷，不思饮食，此毒从鼻口入内也。治当清上焦，解内毒，行气降痰，不宜发汗。

黄连一钱，姜炒 黄芩酒炒，一钱 升麻一钱五分 甘草生，七分 木香一钱 苍术盐炒，一钱半 厚朴姜炒，一钱半 枳实炒，一钱 半

① 井花：即井华水。

夏一钱　桔梗一钱　柴胡一钱　木通一钱

水二盏，姜三片煎。

芩连消毒饮　治天行大头病，发热恶寒，头项肿痛，脉洪。取作痰火治之，其喉痹亦可治之。

柴胡　甘草　桔梗　川芎　黄芩　荆芥　黄连　防风　羌活　枳壳　连翘　射干　白芷

先加大黄，利去一二次后，依本方去大黄，加人参、当归调理。

上水二钟，姜三片，入鼠粘子一撮，再煎一沸，入竹沥、姜汁调服。

竹叶石膏汤　治伤寒汗下后，表里俱虚，津液枯竭，余热不解，心烦不眠，或气逆欲吐，及诸虚烦热并宜服之。

石膏　淡竹叶　麦门冬　粳米百余粒　半夏　人参　甘草

阴虚甚者加知母、黄柏、川芎、地黄；惊悸不宁盗汗，加酸枣仁、茯神；小便不利，加栀子；气短无力，加人参、黄芪。

上水一钟半煎。

大羌活汤　解利两感伤寒，经云两感不治，然所禀有虚实，所感有浅深，若禀实而感浅者，间亦可生。治之而不救者，有矣。未有不治而生者，此十中或活一二。

羌活　独活　防风　黄芩　黄连　白术　川芎各一钱　细辛五分　生地　知母各二钱

上水二钟，煎服。

双解散　治伤寒温暑热，病在表，头痛身热，肢体疼痛，邪热服此。

防风　川芎　羌活　荆芥　甘草　薄荷　石膏　滑石　连翘　白术　枳壳　栀子　桔梗　前胡　麻黄　白芍

水二钟，姜三片，葱三枝煎。汗后身静内热，去麻黄、荆芥、羌活、葱、姜之类。

六七日大便燥者，加大黄、芒硝。

鹊石散 治伤寒发狂，逾墙上屋。

黄连 寒水石各等分

上为细末，每服二钱，浓煎甘草汤，候冷调下。

和解散 治四时伤寒发汗后，经中有余热未解。

柴胡 桔梗 枳壳 前胡 甘草 茯苓 半夏 黄芩 葛根 薄荷 连翘 芍药 川芎

烦躁加麦门冬、竹叶。

上水二钟，姜三片煎。

二香散 治夏月一切外感。

香薷一钱二分 藿香 厚朴炒 白扁豆炒 黄连 半夏 甘草 陈皮 大腹皮 桔梗 紫苏 茯苓 苍术 白芷各八分

水二钟，姜三片，枣二枚煎。

普济消毒饮 治时疫病，初觉憎寒体重，次传头面肿盛，目不能开，上喘，咽喉不利，舌干口燥，俗云大头天行。亲戚不相访问，染之多不救。先师云：夫身半以上，天气也；身半以下，地气也。此邪热客于心肺之间，上攻头目而为肿盛，遂处方用黄连、黄芩，味苦寒，泻心肺间热以为君；橘红苦平，玄参苦寒，甘草甘寒，泻火补气以为臣；连翘、鼠粘子、薄荷叶苦辛平，板蓝根味苦寒，马勃、白僵蚕味苦平，行少阳、阳明二经气不得伸；桔梗味辛温为舟楫，不令下行。共为细末，半用汤调，时时服之，半蜜为丸，噙化之。

黄芩 黄连各五钱 人参三钱 橘红 玄参 生甘草各二钱 鼠粘子二钱 板蓝根 马勃各二钱 僵蚕炒，七分 升麻二钱 柴

胡　桔梗各二钱

如无蓝根、马勃，以防风、羌活、射干代之。

上为细末，服如前法。

或加薄荷、川芎、归身，每五钱，水一钟半煎。如大便硬，加煨大黄二钱以利之。肿势甚，宜砭刺之。此疾不可忽。

冲和灵宝汤　治两感伤寒，起于头痛，恶寒发热，口干舌燥，以阳先受病多者，即以汤探之，中病即愈。

羌活　防风　生地　川芎　细辛　黄芩　柴胡　甘草　干葛　白芷　石膏

上水二钟，火煨生姜三片，枣二枚，入黑豆一撮，煎温服，取微汗为愈。

如不愈，表症多而甚急者，方用麻黄、葛根为解表；如里症多而甚急者，先以调胃承气汤为攻里是也；如以阴虚自中病，发热下利，身疼痛，脉沉细无力，不渴，卷①卧昏重者，又当先救里温之，回阳救急汤，是分表里寒热而治也。

一方　时气发热，变为黄病，所谓瘟黄也。宜治内泄湿热。

茵陈　黄连　栀子　人参各一钱　白术　茯苓　厚朴　木通各一钱　木香七分　芍药一钱五分　干葛一钱半

上水二钟，姜三片煎。

又方　治大头热病。

黄芩　黄连各一钱半　桔梗　生甘②草　荆芥穗　薄荷叶各一钱

上水一钟半煎。

又方　治大头病。

---

① 卷（quán全）：膝曲。《说文·卩部》："卷，膝曲也。"

② 甘：原作"干"，音近而误，据文义改。

侧柏叶　软枣各五钱

上水煎服，蜜丸噙化，尤妙。

大柴胡汤　治诸服小柴胡汤症后病不解，表里热势更甚，而心下急郁微烦；或发热汗出不解，心下痞硬，呕吐下利；或阳明病多汗；或少阴病下利清水，心下痛而口干；或太阴病腹满；或无表里症，但发热七八日，脉浮而数，脉在肌肉，实而滑数者，及两感诸症可微下者，双除表里之热；并阳明少阳合病，下利，日晡发热如疟。

柴胡　黄芩　芍药各二钱半　大黄五钱　半夏二钱　枳实三钱，生用小者是也，兼不去穰，其效甚速

上锉如麻豆大，作三服。水一钟半，生姜、枣子同煎，至半钟，温服。如未利，再服。

火　门

气有余便是火。气从左边起者，肝火。从脐下起者，阴火也。热从脚下气起入腹者，虚之极也。阴虚火动难治，轻者可降，重则从其性而折之，实火可泻，虚火可补。

升阳散火汤　治男子妇人四肢发热，筋骨间热，表热如火燎于肌肤，扪之烙手，此病多因血虚而得。或胃虚过食冷物，郁遏阳气于脾土之中，并宜服此。

升麻　葛根　独活　羌活　白芍　人参　甘草半生半熟　柴胡　防风各等分

上清水煎服。忌寒冷物。

黄连解毒汤　治实火燥乱，烦渴，搐热内甚等症，此所谓实火宜泻也。

黄芩　黄连　黄柏　栀子各等分

上水煎服。

去栀子加大黄，名大黄金花丸；加大黄、栀子，名栀子金花丸。

丹溪云：人壮气实，火盛颠狂，可用正治，或硝黄冰水与之。虚火盛狂者，以生姜汤与之，若投冰水正治，立死。

上清防风散 治上焦不利，风热攻冲，气血郁滞，牙齿闷痛，断肉虚肿，鼻塞声重，头目昏眩，并皆治之。

防风 细辛 薄荷各二钱半 川芎一钱七分 独活 天麻 荆芥穗 甘草炙 白檀 白芷各一钱二分 片脑一分半

上为细末，入片脑再研，每服二钱，淡茶清调，稍热漱冷吐，不拘时。如觉头目昏疼，牙齿闷热，茶清调三钱，食后服。

清神散

羌活 枳壳 归身 白术 薄荷 甘草 龙胆草 桔梗 黄芩 半夏 防风 连翘 川芎 玄参 栀子仁

水一盏半，生姜三片煎。

清气散 治热气壅盛，痰涎，胸膈烦热。

枳壳 川芎 柴胡 前胡 茯苓 甘草 独活 羌活 青皮 白术 人参

上各等分为细末，每服二钱，水一钟，加荆芥穗煎。

龙脑鸡苏丸 消烦渴，凉上膈，解酒毒，除邪热，治咳嗽，唾血吐血，诸淋下血，胃热口臭，肺热咳腥，脾热口甜，胆热口苦，并宜治之。

柴胡一两 麦门冬四两 阿胶炒 蒲黄炒，各二两 人参一两 生地六两，另研 甘草炙，一两五 木通二两，同柴胡浸 柴胡二两，和木通以汤半升浸一二宿，取汁后为膏 薄荷净叶，一斤

上除别研药并为末，用蜜二斤，先炼一二沸，后下生地末，

不住手搅匀，取木通柴胡汁漫①火熬成膏后，将其余药末和为丸，黄豆大，每服二十丸，嚼破热水下，看病调引用之。

加减四物汤 治阴虚火动，此火起于九泉穴，此乃补阴降火之妙剂也。

当归 白芍 川芎 生地 黄柏 黄芩 熟地各等分

上水一盏半煎。甚者加龟板，气虚者加人参、白术、黄芪。

一法 用附子末津调涂涌泉穴，有以艾灸之者。

上清丸 治咽喉肿痛，痰涎壅盛，堵塞。

玄参五钱 乌梅三个 薄荷叶一斤 川芎 防风各二两 桔梗五钱 砂仁五钱 甘草四两

上为末，炼蜜丸，噙化。

一方 加硼砂五钱。

上清散 清头目上焦火邪，兼腮肿牙爪②，合凉膈散，或合清胃散用好。

薄荷 川芎 防风 桔梗 甘草 荆芥 菊花 玄参 黄芩

上水二钟，煎服。

消风散 治丹毒属血风血热，亦治头面赤肿，或成疮疖。

荆芥穗 甘草炙 陈皮 厚朴各五钱 白僵蚕 蝉蜕 人参 茯苓 防风 川芎 藿香 羌活 白芷

上为末，荆芥茶清汤调服。

调中汤 治内伤外感而发阴班③，此无根失守之火聚于胸中，上熏于肺，传于皮肤，如蚊虫形状，而非锦纹也。

---

① 漫：通“慢”。《宾退录》卷二：“蔡襄如少年女子，体态娇娆，行步缓漫，多饰繁华。”

② 爪：据文义当作“痛”。

③ 班：通“斑”。《说文通训定声·文部》言班“又或假班为之”。

苍术一钱五分　陈皮　砂仁　藿香　白芍　甘草　桔梗　半夏　白芷　羌活　枳壳　川芎各一钱　麻黄　桂枝各五分

上水二钟，姜三片煎。

东垣升阳降火汤　治肌热烦闷，面赤食少，喘嗽有痰，右关脉或缓或数，湿热所致。

羌活　甘草　黄芪　苍术　升麻　柴胡　人参　黄芩　黄连　石膏

上水二钟煎。

滋阴降火汤　治脏腑积热，六经有余之火，方见虚损门。

桃仁承气汤　治邪热传里，热蓄膀胱，其人如狂，小水自利，大便黑，小腹满痛，身目黄疸，谵语烦渴，为蓄血症，脉沉有力宜此汤，下尽黑物为愈。未服此药而血自下。①

白术　茯苓　黄芪　龙眼肉　酸枣仁　人参各一两　木香五钱　甘草二钱半

上水煎，生姜五片，枣三枚，看上下食前后温服。②

中　暑

暑伤于气，所以脉虚，弦细芤迟，体状无余。

玉露散　治暑渴。

寒水石　滑石　石膏　瓜蒌根③各二两　甘草一两

上为细末，每服五钱，新汲水调服。

益元散　治中暑身热，小便不利。此药性凉，能除胃脘积热，又淡能渗湿，故利小便而散湿热也。

---

① 语烦渴……自下：此28字，原脱，据顺治本补。

② 白术……前后温服：此处与上文内容不衔接，疑有脱页。

③ 根：原作“恨”，据《儒门事亲》卷十二玉露散改。

方见伤寒门。

生脉散 止渴生津。

人参 麦门冬 五味子

上水一钟煎。

香薷饮 治伏暑引饮，口燥咽干，或吐或泄，并皆治之。

厚朴姜制，半斤 白扁豆微炒，半斤 香薷去土，一斤

有痰加南星、半夏。

上每服三钱，水一钟，入酒少许煎，冷服，热服作泄。

一方 加黄连四两，姜制，炒老黄色。

大顺散 治伏暑热，引饮过多，脾胃受湿，水谷不分，霍乱呕吐，脏腑不调，或作泄泻。

甘草三斤 干姜 杏仁 肉桂各六两四钱

上将甘草用白沙蜜炒及八分，入干姜同炒，却入杏仁炒，候杏仁不作声为度，用筛筛净后入肉桂，一处捣罗为末，每服三钱。水一钟，煎服。如烦躁，井水调下，沸汤点服亦可，不拘时。

六和汤 治心脾不调，气不升降，霍乱转筋，呕吐泄泻，寒热交作，痰喘咳嗽，胸膈痞满，头目昏痛，肢节浮肿，嗜卧倦息，小便赤涩，并伤寒阴阳不分，冒暑伏热，烦闷，或成痢疾，中满燥渴，畏食。妇人胎中亦可服。中酒烦渴，尤好。

砂仁 半夏 杏仁 人参 甘草各一钱 赤茯苓 藿香 白扁豆姜炒 木瓜各二钱 香薷 厚朴姜制，各四两

每服一两，水二钟，姜三片，枣二枚煎。

十味香薷饮 消暑气，和脾胃。

香薷一两 人参 陈皮 白术 黄芪 白扁豆 甘草炙 厚朴姜制，炒黑 木瓜 白茯苓各五钱

上为末，每服二钱，热汤冷水任调下。

清暑益气汤 治长夏湿热蒸人，人感之四肢困倦，精神减少，懒于动作，胸满气促，肢节疼痛；或气高而喘，身热而烦，心下膨闷，小便黄而数，大便溏而频；或痢或泻，不思饮食，自汗体虚。

黄芪 苍术 升麻各一钱 人参 白术 神曲 陈皮 泽泻各五分 甘草炙 黄柏酒炒 麦冬 当归各三分 葛根二分 五味子九粒 青皮二分

上水二钟，煎服。

五苓散 治中暑烦渴，身热头痛，霍乱吐泻，小便赤少，心神恍惚不宁。

加辰砂① 泽泻 白术 茯苓 官桂

水一钟半，姜五片、灯心十茎煎。

一方 加车前子。

治暑风卒倒法：凡人中暑先着于心，一时昏迷，切不可饮冷水，并卧湿地。其法先以热汤或童便灌，及用布蘸热汤熨脐并气海，绪绪令暖气透彻脐腹，俟其苏省，然后进药。若在途中卒然晕倒，急扶在阴凉处，掬路中热土作窝于脐中，令人尿其内即苏，却灌以人尿，或掘地搅土浆饮之。

一方 用大蒜三两瓣细嚼，温汤送下。大忌饮冷水，用冷水灌身即死。

中湿

脉或涩或细或濡或缓，皆是中湿，可得而断。凡湿有自外

① 辰砂：此后疑脱猪苓，《伤寒论》五苓散组成为猪苓、泽泻、白术、茯苓、桂枝。

入者，有自内得者。阴雨湿地，皆从外入，治宜汗散，久则疏通渗泄之。食生冷、湿面、潼酪①或饮食，其症肿满，皆自内而出也，宜实中，淡味渗泄利小便。其脉沉而细，其自下起，以重腿脚气者，亦当汗。

加味二陈汤 治诸湿。

陈皮 半夏 茯苓 甘草 酒芩 羌活 苍术

上水二钟，姜三片煎。

湿在上部，加苍术；在下加升麻；内湿加猪苓、泽泻；中焦湿与痛热加黄连，有实者亦用之；肥白人②因湿沉困倦怠是气虚，加苍术、白术；黑瘦人沉困倦怠是湿热加黄芩、白术、芍药。

生附汤 治受湿腰疼腿痛。

附子生，二钱五 苍术炒，一钱 杜仲姜炒，五钱 厚朴姜制 干姜生 白术 茯苓 甘草各二钱五分

上每服五钱，姜三片，枣一枚煎。

一方 加羌活。

除湿蠲痛汤

苍术一钱五分 羌活一钱 茯苓一钱 泽泻一钱 白术一钱 陈皮八分 防己七分 木通七分 黄柏盐酒炒，七分 牛膝酒焙，八分 槟榔五分 大腹皮酒洗，五分 甘草三分

上水二钟，煎至一钟，临服入姜汁三茶匙。

清燥汤 治六七月间湿热大行，子能令母虚，湿热相合而

① 潼酪：马奶酪。
② 人：原脱，据下文例补。

形①庚大肠，故寒凉以救之。燥金受湿热之邪，绝寒水生化之源，源绝则肾亏，痿厥之病大作，腰以下痿厥，瘫痪不能行步，两足欹邪不正，此药主之。

黄芪一钱半　黄连　苍术各一钱　五味子九粒　白术　陈皮　泽泻各五分　人参　升麻各三分　麦门冬　甘草　当归　生地　神曲　猪苓　茯苓各二分　黄柏一分

上水一钟半煎。

乳香黑虎丹　治诸风寒湿客于经络，浑身骨节疼痛。

苍术二两　草乌五两　白芷　五灵脂　羌活　川芎　自然铜醋淬七次　当归各二两　乳香三两

上为末，酒糊为丸梧子大，百草霜为衣。每服五十丸，临卧温酒下。忌热物一二时。

三花神佑丸　治一切水湿肿病，大便实胀，喘满。

轻粉一钱　大黄一两　牵牛二两　芫花醋炒　甘遂　大戟各五钱

上为末，滴水丸小豆大。初服五丸，每服加五丸，温水下，病消为度。

羌活胜湿汤　治背恶寒，虽盛暑亦欲着绵。人之背属阳，湿中太阳，久而热乃火也。火起而痰随之，渗入于背，兼以饮酒，酒乃湿热之物，与病凑合，湿痰结聚，外虽恶寒，其中湿热也。先燥湿，次降火，病则除矣。内多太阳引经之剂，且能胜湿。

苍术一钱半　独活一钱半　甘草　川芎　藁本　蔓荆子　防风　黄芩各一钱

---

①　形：通“刑”。刑罚之义。《说文解字注》言“形”“假为刑罚字也”。

上水二钟煎，食远服。

羌活续断汤　治脾肾气虚，涉水卧湿，汗冷成痹，湿盛经络，风湿偏枯，膝腰脚疼痛，脚重行步不顺。

方见痛风门。

当归止痛汤

方见痛风门。

清湿汤　治夏秋湿热，腰背胯痛，身重怠惰，身如板夹，脚如沙坠。

黄柏微炒　苍术浸炒　羌活　防己　白术　陈皮　薏苡仁　白芍　栀子炒　川芎　泽泻　茯苓　神曲　红花　甘草各等分

水二钟，姜三片，枣一枚，煎服。

肩背痛

通气防风汤　治肩背痛，不可回顾。此太阳气郁而不行，以风药散之。脊痛项强，腰似折，项似拔，此足太阳经气不行也。

羌活　独活各一钱　藁本　防风　甘草各五分　川芎　蔓荆子各三分

水煎，食远服。

当归止痛汤

见痛风门。

苍术复煎散　治寒湿相合，脑痛，恶寒，烦闷，脊骨胛眼痛，膝膑痛，脉沉洪。

苍术四两，水三大碗，煎至碗半，去租，再同煎下药一钟温服　羌活　升麻　泽泻　柴胡　藁本　白术各五分　黄柏三钱　红花少许

上为粗末，如上法煎服。忌酒面腥冷。

舒经汤 一名通气饮子。治臂痛不能举，有人常苦左臂痛，或以为饮，或以为风为湿，诸药不效，继以针灸俱不愈，得此方而愈。盖是气血凝滞，经络不行所致，非风、非饮、非湿。腰以下食前服，腰以上食后服。

片子姜黄四两 甘草炙 羌活各一两 海桐皮 赤芍药 白术各二两

上每服三钱，水钟半，生姜三片，磨沉香水少许，温服。

蠲痛汤 治两膊痛，并胳膊肩痛，皆痰之所为也。

陈皮八分 甘草生用 当归五分 桔梗米泔浸，切 茯苓各六分 羌活五分 薄桂二分 前胡七分 防风二分 贝母七分，用柳条烧灰，水浸透，糯米炒 苍术五分，泔浸

上水一钟半，生姜三片，枣二枚煎，临服再入姜汁、竹沥各三茶匙。

心脾痛

《脉诀》：沉弦细动，皆是痛证。心痛在寸，腹痛在关，下部在尺，脉象显然。即胃脘痛，虽不食不妨，治而痛止，不宜即食，得食还痛，必须三二服药。真心痛，朝发暮死，不治。痛甚至唇口青黑，脉必伏，用温药，不可用参术。又心腹之痛，脉必沉细，浮大滑数，命必促。

备急丸 治心腹大痛。

干姜 川大黄 巴豆去皮，各等分

为末，蜜丸梧子大。每服三丸，温酒下。

顺气木香散 治气不升降，胸膈痞闷，时或隐痛。及酒食过伤，嗳气吞酸，心脾刺痛，女人一切血气刺痛。

苍术 桔梗 茴香 干姜 陈皮 厚朴 砂仁 丁皮 良

姜　肉桂　甘草　木香不见火　草豆蔻

姜三片，枣一枚，水煎服。

正气天香散

乌药一钱半　香附炒，六钱　陈皮　紫苏　干姜各六分

水煎，食远温服。

一方　治九种心疼。

木通　蒲黄　赤芍　五灵脂

水煎，临服入盐卤二匙，通口服。

手拈散　治心脾气痛。

草果　玄胡　乳香　没药各等

合失笑散酒醋调服。

失笑散　治心气痛不可忍，及小肠气痛。

蒲黄炒　五灵脂酒研，淘去沙土，各等分

先以醋调二钱，煎成膏，再入水一钟煎服。

一方　治心疼，服诸药不效。用醋一小钟，白矾末一钱同煎滚，乘热一吸服之，闭口坐，立止。

烧脾散　治饮啖生冷果菜，停留中焦，心脾冷痛。

干姜炮　厚朴姜炒　草果　砂仁　甘草炙　神曲炒　麦芽　陈皮　良姜各等分

上为细末，各三钱，热盐汤调服。

一方　治心气疼。

草果、玄胡索、乳香，共没药，加上五灵脂，恰似手捻，却俱为细末，每用二钱，烧酒调下。

一方　治心痛。

雄黄　芫花醋炒　乳香　玄胡各三分

细末酒调下，立止。

一方　急心痛，诸方不效，此药有验。

半夏　肉桂　草蔻　枳壳　砂仁　甘草　白芍　当归　紫苏　厚朴

用飞盐一撮，姜三片，水煎，食远温服。

生料五积散　加菖蒲治心疼。

方见寒门。

耳　病

凡治聋，开郁行气，通圣散正宜服。

加味凉膈散　治耳湿肿痛。

大黄酒炒　黄芩酒浸　防风　荆芥　羌活　朴硝　甘草各二两　连翘四两　栀子仁　薄荷各一两

上锉，加竹叶、蜜少许，水煎服。

清神散　治头目不清，耳聋重听，风气壅上，或内作痒，或耳内烘烘者，皆治。

僵蚕炒，去丝嘴　干菊花各一两　荆芥穗　羌活　木通　川芎　香附　防风　薄荷　石菖蒲　甘草

上为末，每服三钱，食后茶清调服。

复聪散　治痰火上攻，耳聋耳鸣。

半夏　陈皮　茯苓　甘草炙　萹蓄　瞿麦　木通　黄柏酒炒，各一钱

水二钟，空心，临卧各进一服。

通明利气丸　治耳聋耳鸣。

陈皮七分　香附童便炒，一钱半　菖蒲去毛，二钱　木香五分　黄连酒浸，猪胆拌炒，一钱半　黄芩酒炒，钱半　栀子炒，二钱　玄参酒洗，二钱　黄柏酒炒，二钱　槟榔一钱　白术米泔浸，盐水拌炒，一

钱　苍术米泔浸炒，一钱　生地姜汁浸，一钱　川芎八分　贝母三钱　甘草五分

上为末，姜汁糊丸梧子大。每五十丸，温水下。

聪耳汤

柴胡　石膏　知母　黄芩　生地　川芎　南星　黄柏　桔梗　甘草　芍药　枳壳　前胡

上姜三片，水煎服。

治耳鸣方

防风　白芍　连翘　桔梗　生地各七分　甘草　薄荷各五分　菖蒲　荆芥各八分　川芎七分　小茴　栀子仁　黄芩　当归　陈皮各一钱　半夏七分　大黄酒炒，八分

上水钟半，姜三片，枣二枚煎，食远热服。忌煎炒炙煿辛物。

一方　治耳聋耳鸣。滋阴水，开郁结，降痰火，清头目。

当归　川芎　芍药　地黄　知母　黄柏　香附　栀子　半夏　陈皮　薄荷　荆芥　菖蒲　连翘　黄芩　黄连各制，各等

先用酒拌匀，良久，加生姜三片，水煎，食远热服，柤再煎服。作丸服，亦好。

凉膈散　六味地黄丸　通圣散　滚痰丸　龙荟丸①

俱可服。方见各门。

一方　治耳暴聋。

甘遂末吹左耳，甘草末吹右耳，立效。或用甘遂末绵裹插耳内，口中嚼甘草，亦好。

一方　治耳内有脓，及出黄水。

① 丸：原脱，据文例补。

用枯矾一钱，胭脂五分，麝香少许，龙骨（煅）一钱，用绵杖子先展去脓水，吹药入耳。

又方　治耳内脓水及黄汁出。

石膏（煅）、黄丹（炒）、蛤粉、龙骨各等分，麝香少许，同上用。

一方　治耳聋。菖蒲一寸，巴豆一粒去皮心，为末，绵裹塞耳内。

一方　治耳内外烂疮。用贝母研末付。

一方　治蛀虫入耳。杏仁捣如泥，取油滴入耳，虫非死则出。一切虫入耳，用竹管插入耳内，以口气尽力吸出，最妙。

一方　治百虫入耳。用香油灌入耳中，出。

一方　取鸡冠上血滴入耳中，即出。

一方　虫入耳，用驴、牛乳灌入，出。

一方　治虫入耳，久食脑痛，桃叶为枕，虫自鼻出。

一方　治冻耳。用橄榄核烧灰油调付。

一方　冻耳疮，雀脑涂，好。

治耳后月蚀疮

胡粉煅微黄　枯矾　黄柏　黄连　轻粉各二钱　胭脂一钱　麝香少许

上为细末，用温水洗疮，净后付。

一方　塞耳丸。川乌为末，葱汁丸，绵裹塞耳内。

又方　耳后疮。黄连、枯矾为末，付之。

一方　冻耳成疮。生姜自然汁熬搽。

一方　因聋塞耳，三个斑蝥，一个巴豆，麝香少许，葱汁丸，绵裹，左耳聋塞右耳。

一方　耳后耳根生疮如割。地骨皮碾细末，先将粗末煎汤，洗后付细末，如干，唾津调搽。

一方　治耳湿肿痛。加味凉膈散加竹叶水煎，气闭加菖蒲、蔓荆子、菊花。方见前。

上热，耳出脓汁，蔓荆子散。

甘草炙　升麻　木通　赤芍　桑白皮炒　生地　前胡　赤茯　菊花　蔓荆子

水煎服，有痰加姜一二片。

聋病，必用龙荟丸、四物汤养阴。大病后耳聋与阴虚火动耳内哄然，俱用四物汤加知母、黄柏降火。

清上防风散

防风　白芷　川芎　桔梗　黄芩　连翘　薄荷

聋加菖蒲；耳痛加黄柏、知母。

水煎，食远热服。

一方　治头上生疮。前方中加荆芥、黄连、甘草、栀子、枳壳同煎好，相再煎。

复原通气散　治诸气闭塞，耳聋耳痛，腹痈便痈，疽疮无头，一切气刺痛，活血止痛。

甘草三两五钱，半生半炒　穿山甲炮　瓜蒌根各二两　青皮　陈皮各四两

上为细末，每服一钱，热酒调服。疮无头，津液调涂，消。

清痰降火汤　治痰火上升耳鸣。

半夏姜制，一钱半　橘红　茯苓各一钱二分　甘草五分　黄芩酒炒，二钱　山栀　枳壳炒　桔梗　柴胡

加菖蒲、木通。姜三片，水煎服。

一方　治耳聋，气闭不通，通气散。

茴香　木香　全蝎去毒　玄胡　陈皮　菖蒲各一钱　羌活

僵蚕　川芎　蝉蜕各五分[1]　穿山甲炮，二钱　甘草一钱半

上为细末，每服三钱，不拘时，温酒调服。

一方　治耳聋。不问老少，远年近日，治如神。

用风稍蛇皮二分，麝香少许，共为细末，两耳分作六处，作三次吹之。如吹一次，谨谨将门按一钟饭时，一放又吹、又按又吹，共三次。男先左耳，女先吹右耳，立通。

眼　目

眼黑有翳，皆用知母、黄柏。眼睛痛，亦用知母、黄柏泻肾火，当归养阴水。眼中风泪出，食后吞龙荟丸数粒，日三次。冬月眼暴发，当解表，属风热，血少神劳，肾虚，如暴失明、昏涩、翳膜、眵泪、斑入眼，皆表也，风热也，宜表散以去之。如昏弱不欲视物，肉障见黑花，瞳散，皆里也，血少神劳，肾虚，宜养血补水安神调之。

升阳抑火汤　因服寒凉药太多，致眼久不愈。

升麻　柴胡　葛根　苍术　羌活　防风　白芷　黄连酒炒　黄柏酒炒　知母酒炒　当归　川芎　芍药

水一钟半，煎至一钟，食远稍热服。

菊花洗心散

当归　川芎　芍药　熟地　菊花　荆芥穗各一钱　生地二钱　黄芩　栀子　羌活各八分　防己五分　龙胆草　木贼各八分　甘草五分

热加大黄、黄连（俱酒炒），水煎，食远热服。

散热饮子　治眼暴赤暴肿。

---

① 各五分："分"后原衍"一"字，删。

防风　羌活　黄芩　黄连

大便秘加大黄；痛甚加当归、生地黄；烦躁不眠加栀子；服寒凉药过多，加升麻、柴胡、苍术。

水煎服。

一方　治眼隐涩云翳或盲障者。

石决明火煅，二两　木贼二两　谷精草四两　菊花去萼，四两　白蒺藜炒，四两　苍术泔浸，切，炒，一斤

共为细末，滚白水调下一钱，日三次服。

羊肝散　治大人小儿癖疾伤眼，诸眼皆可治。

青葙子一钱　黄菊花一钱半　黄连二钱　黄芩一钱半　苍术三钱　白术二钱　栀子二钱　羌活一钱半　蝉壳一钱半

如无羊肝，猪肝亦可，将肝用竹刀劈开去筋膜，掺药末在内，每肝一具，用净药一两五钱，布裹，新沙锅米泔水悬胎煮熟，任意食之。

羊肝丸　治一切目疾障盲。

白乳羊肝一具，以竹刀去膜　黄连一两　甘菊花　防风　薄荷　荆芥　羌活　当归　川芎各三钱

加柴胡二钱，槟榔二对，苍术三钱，共为末，听用。

上将肝忌铁器，沙锅内蒸熟，捣如泥，加酒面和药末丸，食远，浆水汤下。

抑肝化积汤　治积块日久，上攻眼目涩暗，或生翳膜遮睛。

羌活五分　黄连五分　柴胡　当归　龙胆草各五分　薄荷三分　大黄五分　芍药七分　川芎五分　使君子仁五个　沙糖少许　木贼五分

水煎，食远热服。

四物龙胆汤　治目赤暴发作，云翳瘀痛不可忍者。

当归　川芎　芍药　地黄各五钱　羌活　防风各三钱　防己二钱　龙胆草二钱

水煎服。

洗眼方

归尾　黄连各一钱　赤芍　防风各五分　杏仁四个　铜绿一分

用水半碗，乳汁少许，入药泡，连碗入滚水内，顿热洗，好。

洗红烂眼方

当归　黄连　杏仁　铜绿　皮硝　净碱各等

水泡，膈青布洗。

熟地黄丸　即滋阴地黄丸，又名生熟地黄丸。治血少，神劳，肾虚，眼目昏黑。亦治瞳①子散大，效。

熟地酒浸，真者，一两　柴胡去芦，八钱　天门冬酒浸，去心　甘草炙　枳壳　地骨皮　黄连　人参　五味子各三钱　防风　当归酒洗，焙　生地真，各一两半

上为末，炼蜜丸梧子大。每服七八十丸，茶清下。

洗心散　治风壅痰滞，心经积热，口舌唇焦，烦躁，眼涩多泪，大便秘结，小便赤涩。

白术一两半　麻黄连节　当归酒洗　荆芥穗　芍药　甘草　大黄煨　薄荷少许

用水一钟半，生姜一小片，煎服。或为末，每服二钱，调服。

洗肝散　治肝热，眼目赤肿，疼痛，眵泪羞明，或筋脉拘急，有挟风痰火。

---

① 瞳：原作"腫"，形近而误，据文义改。

薄荷叶　当归　羌活　防风　川芎　甘草　大黄煨

加山栀、龙胆草。

上为细末，滚水调服，或煎服，俱可。

明目流气饮　治目疾久者，此方殊妙。

当归　地黄　川芎　芍药　菊花　草龙胆酒制　决明子炒　防风　防己　香附

上用水煎服。如有云翳，加蜜蒙花、木贼。

一方　治眼久昏暗，血少，云翳，隐涩不能视物，服十贴必效。

菊花　白芷　大黄炒　白蒺藜　当归　防风　木贼　羌活　独活　薄荷　栀子　蝉蜕　赤芍　黄连各等分

每三钱，水煎服。

一方　治雀目，不睹光明。

苍术去皮，三两　石决明烧存性，一两

为末，入猪肝内，沙锅米泔水煮熟，先熏后吃。

又方　用苍术、川乌草共为末，猪肝和捣丸，烧熏眼。

加味明目流气饮　治肝经不足，内受风热，上攻眼目，视物不明，常见黑花，当风多泪，瘾涩难开，或生障翳，妇人血风时行，暴赤，一切眼疾并皆治之。

大黄炮　牛蒡子炒　川芎　菊花　白蒺藜炒　细辛　防风　玄参　山栀　黄芩　甘草炙　蔓荆子　荆芥　木贼各五分　草决明七分半　苍术一钱

水煎服。如久服，去大黄加桑白皮、知母、黄柏。

唐光明火眼定痛立时有效方

火硝一两　黄丹净　乳香　没药　雄黄　川芎　薄荷各一钱

上为细末，以芦筒吹一字入鼻中，痛立止。

牙 齿

皆因热，属胃热，有风寒，有虫，有湿热，有风热。

调胃承气汤 治实热肿痛，加黄连，去芒硝。

甘草五钱 大黄酒浸，一两 芒硝九分

水煎热服。

又方 治牙风热肿痛。

升麻 白芷 防风 荆芥 薄荷 甘草各等分

水煎服。

清胃散 治胃经有热，牙齿疼痛，或牙根肿痛，或牵引头脑，或面上发热，或面肿。

归身酒洗 黄连 生地酒洗，各一钱 牡丹皮一钱半 升麻二钱

加石膏、白芷、干葛。水煎服。

一方 治阴虚郁热，牙出鲜血。

川芎 芍药 当归 生地 牛膝 香附 生甘草 侧柏叶

水煎服。

一方 牙根臭烂出水，芥菜根烧存性，为末付，立愈。栀子皮烧灰付亦好，治牙疳。

五味血竭散 治牙疳并恶疮，及满口生疮，牙肿，两夹①腮内肿，及臊疳疮，神效。

寒水石烧，研，四两 龙骨煅，研 真蒲黄各一两 真血竭五钱 枯矾一两

上为极细末，付。

口疳疮及一切疳疮，俱效。又治薄皮疮、黄水疮、湿热浸

① 夹：据文义当作“颊”。

淫疮，俱效。

儿茶二钱　乳香　没药各一钱　龙骨煅，八分　轻粉一分赤石脂煅，七钱　象牙烧，二分　珍珠烧，二分

为末，付。

一方　用川乌、草乌、生矾、枯矾各等分，末，左边牙痛吹左边鼻孔，右边牙痛吹右边鼻孔。

一方　治牙痛，不问风牙、虫牙。用醪烧酒一小钟，碱水半小钟，荆子一捻，花椒七粒，艾叶一个，熬滚，温漱口，能除根。

搽牙散

用无毛小鼠一个，以湿纸七层包之，食盐三分、黄泥七分和匀，固裹前鼠，炭火煅存性，为末，听用。四、八月采蒲公英草，切，沙锅内水高草三寸，煮烂去租，取清汁煎成膏，晒干为末，一两，好青盐一两，没石子一两，南蚯蚓一两，共为细末，搽牙用。

口　舌

三黄丸　治脾热口甜。

黄芩　黄连　大黄煨，各五钱

炼蜜丸，温水下二十丸。

一方　治胆热口苦，因谋虑不决。

小柴胡汤加麦门冬、酸枣仁、地骨皮、远志，用水煎服。小柴胡汤见寒门。

一方　口疮服凉药不愈者，因中焦土虚不能食，相火冲上无制，用理中汤加减服。

人参、白术、甘草、干姜，甚则加附子或加官桂尤妙，此

从治之法也。

一方　治舌上无故出鲜血如线，槐花炒为末，付之立止。

既济丹　治口疮，干姜、黄连为末，付。

一方　黄柏、细辛为末，付。

一方　治口疮，大小人俱用黄连多、细辛少，为末，付。

一方　治唇无故出血如线，倾刻成碗，以百草霜止之，后服降火药。

升麻散　治胸膈蕴热，口舌生疮，咽喉肿痛。

升麻　赤芍　人参　桔梗　干葛各钱半　甘草七分

水煎，徐徐温服。

小儿口疮不下食，先以白矾汤浸脚，半日后以黄柏蜜炙僵蚕为末，付，立用乳食。

赤①口疮

乳香一钱　没药一钱　飞矾五分　铜绿少许

共为末，付，神效。

白②口疮

乳香一钱　没药一钱　雄黄一钱　轻粉五分　巴豆一个，取霜

为末，付，神效。

一方　治唇口破烈③，煅过蛤粉生蜜调付。

又方　蜜炙黄柏为末付好。

一方　治小儿恶口疮。用巴豆一粒同胭脂贴印堂，半炷香，急去，不去即成疮泡。

一方　治口腥气，泻白散。白者，肺金也。心火上炎，肺

① 赤：原文漫漶，不可识，据《医学纲目》卷之二十补。

② 白：原文漫漶，不可识，据《医学纲目》卷之二十补。

③ 烈：通“裂”。《汉书·王莽传》：“军人分烈莽，身支节股骨脔分。”

金受伤，故气燥，外不华皮毛，内作口腥。腥者，肺脏之本气也。

桑白皮一钱半　地骨皮一钱　生甘草八分　栀子　黄芩　麦冬各五分

夏月加五味子、香薷；春秋加藿香。水煎服。

又方　治口疮，好酒煮黄连，呷下立愈。

又方　西瓜水徐徐饮。冬月无瓜，用皮烧灰，付。

一方　治口嗅口干，口舌生疮，及咽喉肿痛，咽物妨碍。

硼砂二两　片脑一钱　麝香一钱，无亦可　马牙硝四两　寒水石煅，十两

甘草膏为丸，噙化。口舌疮掺上，咽疮吹入。

腹　痛

有寒，积热，死血，食积，湿痰，脐下忽大痛，人中有黑色者，多死。寒痛者，绵绵痛，无增减者是；时痛时止者，热也；死血痛，不行移者是；食积痛，欲大便，便后痛减者是；湿痰痛，小便必不利者是。

养胃汤　见疟门。

生料五积散　见寒门。

理中汤　见寒门。

七气汤　见气门。

烧脾散　见心痛。

蟠葱散　见气门。俱宜用。

一方　治腹中水鸣作痛，是火动水也。

调胃承气汤　治腹中常有热而痛，此为积热。见牙齿门。

小健[1]**中汤**　治虚，里急腹痛，遗精，四肢酸痛，手足烦热，咽干口燥，自汗等症。

桂枝　甘草各三钱　生姜二钱　白芍六钱　阿胶炒，一合　黄芪三钱

枣二枚，水煎服。

又**小健中汤**　治腹痛。

官桂　陈皮　干姜　甘草各等分

水煎，空心温服。

黄芪健中汤　脉弦气弱，自汗发热，或大便泄泻，或皮毛枯槁脱落等症。

黄芪　肉桂各三钱　甘草二两　白芍六两

每五钱，姜三片，枣二枚，入饧少许，煎。

一方　治腹痛，以生姜自然汁半酒钟，沙糖半酒钟，滚水一大钟调服，半时愈。

大健中汤[2]　治虚症不足，小腹急痛，肠胁䐜胀，骨肉酸痛，短气，喘咳痰嗽，潮热多汗，心下惊悸，腰背强直，多卧少起。

黄芪　附子　鹿茸炙　地骨皮　石斛　人参　当归　芍药　续断　川芎　小草各一钱

嗽加款冬，唾血加阿胶，遗精加龙骨，怔忡加茯神。

上用水一钟半，姜三片煎，空心温服。柤再煎服。

一方　治小腹痛，及阴中相引痛，自汗出，欲死。丹参（为末）二钱，热酒调，空心服。

又方　小腹痛，及阴扯痛。用小茴炒，加盐，时时服，茴

---

① 健：通“建”，《释名·释言语》：“健，建也。能有所建为也。”

② 大健中汤：《济生方》卷一大建中汤组成有甘草。

香茎叶皆可煎服，神效。

一方　妇人小腹痛，及有血块作痛，速效。

蓬术酒炒，一钱　青皮去穰，一钱　官桂五分　红花五分　川芎一钱　姜黄二钱　当归二钱　玄胡炒，一钱

上用水一钟半，煎服。

鼻　病

消风散　治面鼻生疮，粉刺，去肺风毒（忌猪肉）。

桔梗　甘草　柴胡　黄连　栀子　黄芩　防风　川芎　薄荷　葛根　黄柏　枳壳　天花粉　枇杷叶

水一钟，酒半钟煎，食远热服。

辛夷散　治肺虚为四气所干，鼻内壅塞，涕出不已，或气息不通，或不闻香臭。

川芎　木通　防风　甘草　辛夷仁　细辛　藁本　升麻　白芷各等分

共为细末，每服三钱，茶清调服。

苍耳草散　治鼻流涕不止，名曰鼻渊。

辛夷五钱　苍耳子炒，二钱半　白芷一两　薄荷叶五钱

上为末，每二钱，葱茶汤调服。

通圣散　见伤寒。加薄荷、黄连水煎，热服，亦治脑漏。胆移热于脑，则辛頞鼻渊。

一方　治鼻渊，并嗅，名曰控脑沙。

沉香少许　宿香[1]去白，二钱　雄黄　皂角各少许　白牛尾

---

[1] 宿香：查本草未见“宿香”之名，《备急千金要方》卷六“裛衣香方”中有：“苜蓿香”，疑即“宿香”。

橙叶焙干，二钱

上为末，吹入鼻中，倘有少血出，不妨，血出加栀子。忌风寒冷物。

离泽通气汤 治鼻不闻香嗅，及鼻气不通。

羌活 独活 苍术 防风 升麻 葛根各三钱 甘草炙，一钱 麻黄冬加夏去 川椒炒 白芷各一钱

上每服五钱，姜三片，枣二枚，葱白三寸水煎，食远热服。粗即时煎。

菖蒲散 治鼻内窒塞不通，不得休息。

菖蒲、皂角各等，为末，每一钱绵裹，塞鼻中，仰卧。

一方 治血热入肺，鼻赤，名曰酒齄[①]鼻。

川芎 当归 芍药 地黄 红花 黄芩酒炒 陈皮 茯苓 甘草各等分

上水二钟，姜三片，入酒数滴于内，调五灵脂末，同服。气弱者加黄芪。

鼻[②]嗅鼻渊方

辛夷仁五分 苍耳子三分 白芷一钱 薄荷叶五分 川芎五分 木通三分 羌活五分 黄连酒炒，三分 黄芩酒炒，三分 荆芥穗三分 防风五分 甘草三分 栀子三分 连翘三分白术五分 滑石五分 石膏三分 当归五分 赤芍三分 酒大黄五分 沉香二分 皂角一分

葱白一根，姜一片，水煎服。

洗肺散 治鼻内外赤色，或生疮。

黄芩 半夏各三钱 天冬 五味子各一钱半 杏仁去皮尖，一钱

---

① 齄：原作“查”，据下病名改。

② 鼻：原脱，据顺治本补。

甘草五分　桑白皮炒，一钱

上水一钟半，生姜五片煎，食远热服。

赤鼻方　治面疮，风刺亦好。

木鳖子（去壳）、大枫子（去壳）、轻粉、硫黄为末，以唾津调搽。

一方　治鼻中有肉下垂。用片脑研点，自入。

清神散　治肺热鼻塞生疮，不闻香臭，有余毒不散。

人参　桔梗　细辛　甘草　白术　茯苓　天花粉　防风各等分

为散，入薄荷水煎服。

治脑漏效方　治鼻中流出嗅脓水。

辛夷花一钱　细辛八分　白芷一钱　甘草六分　白芍一钱　川芎一钱　黄芩酒炒，一钱　人参一钱半　当归一钱　黄芪一钱

水二钟，灯心二十茎煎，食远热服。加木通、升麻为末，茶调三钱服，尤好。

治男子酒齇鼻验方　用猪胆，每日早以好热酒调服一个，不过半月，鼻好如旧。用雄猪胆。

一方　治老人鼻中流涕不干。用独蒜四五个，捣如泥。贴脚底心下，用纸贴之，其涕再不发。

铅红散　治风热上攻，面鼻生紫赤疮刺瘾疹，俗呼肺风。

舶上硫黄　枯白矾各五钱

上为末，黄丹少许，染与病人面色同，每半唾津调涂，临卧再涂，兼服升麻汤。

升麻汤

半夏　茯苓　白芷　当归各二钱　苍术　干葛　桔梗　升麻各一两　枳壳　干姜各五分　大黄蒸，五钱　芍药十钱半　陈皮　甘

草各一两半　灯草二十茎

水煎服。

黄白散　治鼻痈、息肉、鼻痔等症。

雄黄　枯矾　细辛　甜瓜子

各等为末[1]，搐入鼻中。

辛夷膏　治鼻痈、息肉，窒塞不通，有时疼痛。

辛夷叶二两　细辛　木香　木通　白芷　杏仁去皮尖，各五钱

用羊骨髓、猪骨髓各一两，熬膏赤黄色，放冷，入片脑、麝香各五分，为丸，塞鼻数日，肉自去之。

喉　痹

其症先二日胸膈气紧，出气短促，蓦然咽喉肿痛，手足厥冷，气闭不通，须臾不救，属痰、属火。属热重者宜吐，宜刺出血，又针少商、照海二穴。

雄黄解毒丸　治缠喉风、喉痹。

巴豆七粒，三生四炒，去壳油存性　雄黄好的，皂子大一块，研　郁金一个，蝉肚者，研

上三味研细，每服半茶匙，茶调，细细呷下。

如口禁咽塞，用小管吹药喉中，须臾，吐利即醒。如无前药，用川升麻四两，锉，水四碗，煎一碗，灌服。又无升麻，用皂角三挺，搥碎，揺水一钟，灌服。或吐，不吐即安。

牛蒡子汤　治风热上壅，咽喉肿痛，或生痈疮，如有腐肉者。

牛蒡子二钱　玄参　升麻　桔梗　犀角　黄芩　木通　甘草

---

① 末：原脱，据文义补。

各一钱

水煎，食远服。

甘桔汤 治少阴咽痛，又治咽喉肿痛，燥热喉痹，神效。

甘草一钱，桔梗三钱，加防风、荆芥、薄荷、黄芩、鼠粘子、连翘、射干。水煎，食远服。

一方 治咽喉干燥，痛或不痛。用四物汤加桔梗、荆芥、知母、黄柏煎服，立已。

一方 治咽喉牙关紧急熏法。巴豆去壳，纸包，以竹管压取油在纸上就，将此纸作捻子，如点灯法，吹灭，以烟熏入鼻中。一霎时，口鼻涎流，牙关开矣。

一方 治声音不清。

诃子肉三钱，半生半熟 木通三钱，半生半熟 桔梗五钱 甘草三钱，半生半炒 生地黄三钱

水煎，食远服。

清咽利膈汤 治咽喉热毒肿痛，痰涎壅盛。

防风 荆芥 薄荷 桔梗 黄芩 黄连各一钱半 山栀 连翘 玄参 大黄 朴硝 牛蒡子 甘草各七分

上水煎，食远徐徐温服。

一方 诸物刺喉成疮，肿痛危急者。

黄芪蜜炙，一钱 诃子去核，七分 苍术一钱 五味子二十粒 黄连五分 乌梅去核，七分

水煎，徐徐温服。

头 痛

多属痰痛，有可吐可下者。

《脉诀举要》曰：头痛阳弦，浮风紧寒，风热洪数，湿细而

坚，气虚头痛，虽弦必涩，痰厥则滑，肾厥坚实。

羌活白芷汤 治头风、伤风、感风，一切头痛。妇人产后，加当归、石膏调服。

菊花去蒂，一两 细辛五钱 甘草七钱半 白芷 羌活 香附 薄荷各三两 荆芥穗五钱 茵陈五钱 苍术 川芎各一两

上为细末，每服二钱，茶清调服。

上清散 治因风头痛，眉骨痛，眼眶痛，不可忍者。

川芎 郁金 白芍 荆芥 薄荷 芒硝各一钱半 乳香 没药各五分 片脑一分半

上为细末，每服一字，鼻内搐之。

菊花散 治风热上攻，头痛不止。

石膏 菊花 防风 旋覆花 枳壳 蔓荆子 甘草 羌活各一钱半

上水二钟，煎至七分，食远热服，加生姜五片。

天香散 治年久头风头痛不愈者。

天南星 半夏汤泡 川乌去皮 白芷各等

上每服四钱，水煎，入姜汁半酒钟，食远温服。

一方 治控脑沙头痛。用丝瓜藤烧存性，研二钱，酒调服。

九龙丸 治男女八般头风，一切头痛。

川芎 石膏 白芷 川乌 半夏 南星各半两

加细辛、全蝎。上为末，韭汁为丸梧子大。每五十丸，茶清下。

顺气和中汤 即调中益气汤。治气虚头痛，升阳补气。亦治气血双虚头痛。

黄芪一钱半 人参一钱 甘草二分 白术 陈皮 当归 芍药各五分 升麻 柴胡各三分

加细辛、蔓荆子、川芎各三分。上作一剂，水煎服。

半夏白术天麻汤 治脾胃症，已经疏风丸下二三次，原证不瘳，增以吐逆，痰唾稠黏，眼黑头旋，目不敢开，头苦痛如裂，四肢厥冷，不得安卧，此气虚头痛也。又治痰作眩晕夹气虚者，兼治痰厥头痛。

黄柏二分 干姜三分 泽泻 茯苓 天麻 黄芪 人参 苍术各五分 神曲炒 白术各一钱 麦芽炒 半夏 陈皮各一钱

上每服五钱，姜三片，水煎服。

芎归汤 治血虚头痛。

川芎 当归

上每服五钱，水煎服。

四神散 治妇人血风眩运[1]，头痛。

菊花 当归 旋覆花 荆芥穗各等

上共为末，每服二钱，葱白三寸，茶末二钱，水一钟半煎，食远热服。

秘方 贴头风热痛。

大黄 朴硝各等

为末，井底泥和作饼，贴两太阳穴，神效。

选奇汤 治眉骨痛不可忍，大效。

羌活 防风各二钱 甘草二钱，夏生冬炒 酒芩一钱

每服三钱，水煎服。

祛风清热散 治风热头目昏痛，偏正头风头痛鼻塞，俱治。

细辛一分半 酒芩二钱 白芷一钱二分 防风八分 柴胡稍八分 川芎一钱 荆芥七分 羌活七分 甘草五分 蔓荆子三分 天麻七

① 运：通“晕”，《说文通训定声·屯部》：“运，假借为晕。”

分　石膏一钱半　菊花七分

水煎，食远热服。

治偏正头痛应验方

耳中，或左或右，如抽筋痛者，半边头痛是也。用黄蜡一二两，铁杓内化开，将白纸蜡面上拖过，如蜡纸样。每一纸阔二寸，长五寸，将真蕲艾揉软，薄摊蜡纸上，以筋卷为筒，一头插耳孔内，一头用火捻之，令烟气入耳，热气透入脑，其痛即止，再不发。右耳痛插右，左耳痛插左耳，不过二次效。

校艾叶：按《本经》及诸注释云，生于田野复道者佳，未尝以州土拘也。世俗反目此为野艾，惟以蕲州产者贵重之。殊不知蕲产者九牛草形类艾，世俗遂以艾呼之，实非艾也。为穰絮绒长，作印色极佳，气虽艾香，而力实不及。

眩　晕

左手脉数热多，脉涩而有力为死血。右手脉实有痰积，脉大是久病，为气血俱虚，痰浊不降也。此痰在上，火在下，火炎上而动痰也。眩，言其黑；晕，言其转。无痰不能作眩。经云：诸风眩晕，皆属肝木。风则有汗，寒则掣痛，暑则热闷，湿则重滞，此四气乘虚而眩晕。又或七情郁而生痰，痰因火动，随气上厥，此七情致虚而眩晕也。淫欲过度，肾家不能纳气归元，使诸气逆奔而上，此气[1]虚而眩晕也。吐衄崩漏，肝家不能收摄荣气，故使诸血失道妄行，此血虚眩晕也。

治方　陈皮　半夏　茯苓　甘草　桔梗　枳壳　黄芩　苍术　羌活　白术

---

① 气：原脱，据文义补。

姜三片，水煎。

芎归汤 治血虚头痛眩晕，亡血过多者有之。见头痛门。

一方 治眩晕不可当者，以大黄酒炒为末，米汤调服。亦治头痛，量虚实用。

头运方 利痰，清气降火。右手脉实大者有痰积。

南星制，五钱 半夏一钱 桔梗七分 枳壳一钱 甘草三分 茯苓一钱 黄芩一钱

姜七片，水煎服。

半夏白术天麻汤 见头痛。

安神汤 治头痛，头旋眼黑。

甘草四钱，半生半炒 防风二钱半 柴胡 升麻 生地黄酒洗 知母酒炒 黄柏酒炒 羌活以上各一两 黄芪二两

加蔓荆子、川芎。每服五钱，水煎，食远服。

紫金锭 治男子妇人苦头风作晕。用酒磨服一二锭，吐痰碗许，遂不复发。

一方 凡妇人头风眩运，如登车乘舡，眼涩手麻，发脱健忘，喜怒不常，皆胸中有宿痰所致。用瓜蒂散吐之，见中风门。

上清散 见火门。

头风面肿

属痰者多，有热，有风，有血虚。在左属风，薄荷、荆芥；属血虚，用芎归。在右属痰，苍术、半夏；属热，酒芩为主。又属痰，川芎、南星、苍术。

又方 酒芩一两 苍术 羌活 防风各五钱 细辛二钱 苍耳子三钱

上为末，每服三钱，生姜三片，同擂匀，茶汤荡起服之。

又方　酒片芩　苍术各二钱半　羌活　苍耳　川芎　生甘草　酒黄连　半夏曲炒，各钱半

上为末，同上法服。

消风散　见伤风门。

一方　治诸风上攻，头目昏眩，偏正头风，或面肿，及妇人头皮肿痒，并皆治之。

一方　治面肿，牙痛，眼眶痛。又治骨槽风肿，痛不可忍。

升麻　干葛　白芷　苍术　柴胡　藁本　防风　羌活　甘草　黄柏　麻黄　当归　生地　石膏　黄连　牡丹皮

上姜三片，枣一枚，煎服。

腰　痛

有肾虚，有瘀血，有湿热，有闪挫，有痰。

一方　治肾虚腰痛，动止，软弱不能支持，脉弦大而虚，痛之不已者是。

杜仲酥炙，去丝尽　龟板酥炙　黄柏酒炒　知母去毛，酒炒枸杞子　五味子　当归酒洗　芍药酒炒　黄芪　破故纸炒，各一两

上为末，炼蜜同猪脊髓为丸梧子大。每八十丸空心盐汤下。

青娥丸　专滋肾水，壮阳，益筋骨，治腰膝足痛，久服极验。

破故纸四川者佳，酒浸少时，隔纸炒　萆薢真正，四两，切片，分作四分，盐水浸一分，童便浸一分，泔水浸一分，酒浸一分　杜仲四两，去粗皮，姜汁炒断丝　胡桃肉八两，汤泡去皮　黄柏四两，蜜炒　知母去毛，三两，蜜炒　牛膝四两，酒浸

上为细末，春夏用糯米糊丸。先将胡桃肉捣如膏，和匀，石臼中杵千余下，丸如梧子大。每服五十丸，加至八十丸，空

心盐汤、盐酒任下，以干物压之。

独活寄生汤 治肾虚气弱，为风湿所乘，流注腰膝，或挛拳掣痛，不得屈伸，或缓弱冷痹，行步无力。

秦艽 独活 桑寄生如无，以续断代 细辛 牛膝 茯苓 白芍 桂心 川芎 防风 人参 熟地 当归 杜仲炒 甘草炙，各三两

每服三钱，水一钟煎，空心服。原利[①]去地黄。

一方 治湿热腰痛，动止，滞重不能转便，遇天阴则发，脉缓者是也。

杜仲酒盐炒，去丝 黄柏酒炒 苍术米泔炒 川芎 当归 白术 破故纸炒，各一钱

水煎。

摩腰丹 治寒湿腰痛。

附子尖 乌头尖 南星 朱砂 干姜各一钱 雄黄 朝脑 丁香 麝香各五分

上为末，蜜丸弹子大。姜汁化开，手摩痛处，以绵衣缚定，腰热如火，每三日用一丸。或内加吴茱萸、官桂。

一方 治寒湿腰痛。生料五积散加吴茱萸五分、杜仲一钱（炒），见中寒门。

一方 痰积腰痛，脉滑者是。

南星姜制，钱半 半夏姜制，钱半 茯苓八分 甘草五分 苍术一钱 黄柏炒，一钱 陈皮一钱

上姜三片，水煎服。

一方 治瘀血腰痛，日轻夜重，脉涩者是也。

---

① 原利：据文义当作“下利”。《备急千金要方》卷八独活寄生汤作“喜虚下利者，除干地黄”。

川芎八分　当归一钱半　芍药一钱　桃仁九个　红花八分　杜仲盐酒炒，一钱

空心，水煎服。

一方　治寒湿、痰积、瘀血、气滞腰痛。炒胡盐二升，布包，乘热熨之数遍，愈。

立安丸　治虚老腰痛，壮筋骨，妙。

故纸酒洗过，青盐炒，二两　川续断一两五钱　木瓜一两半　川萆薢二两　杜仲姜汁炒断丝　牛膝酒浸，一两半　胡桃肉汤浸去皮，四两

研为膏，炼蜜为丸梧子大。每七八十丸，空心盐汤、盐酒任下。

胁　痛

系火郁，肝火盛，木气实，有死血，有痰流注，肝急。木气实，用苍术、川芎、青皮、当归之类。痛甚者，肝火盛，以龙荟丸焙热姜汤下，是泄火之要药。死血，用桃仁、川芎。痰流注，以二陈汤加南星、苍术、川芎。肝苦急，急食辛以散之，抚芎、川芎、苍术。

一方　治咳嗽胁痛，以二陈汤加南星、香附、青皮、青黛入姜汁。

当归龙荟丸　治内有湿热，两胁痛。先以琥珀膏贴痛处，却以生姜汁吞此丸。

草龙胆　当归　大栀子　黄连　黄芩各一两　大黄　芦荟各半两　木香一钱半　黄柏一两　麝香五分

上为末，面糊丸。治丸，治胁痛。曲丸，降肝火。

一方　加柴胡、川芎各五钱。

又方　加青黛五钱。

推气散 治右胁疼痛，胀满不食。

枳壳 桂心 片姜黄各半两 甘草炙，一钱半

上为末，每服二钱，姜枣汤调下，酒亦可。

盐煎散 治男妇一切冷气攻上，胸胁刺痛不能已，及脾胃虚冷，呕吐泄泻，膀胱小肠气，妇人血气痛。

砂仁 甘草 茯苓 草果煨 肉豆蔻煨 川芎 小茴香炒 荜澄茄 麦芽 槟榔 良姜 枳壳 苍术 陈皮 羌活 厚朴

上每服三钱，盐少许，空心，煎服。

沉香升气汤 治一切气不升降，胁肋刺痛，胸膈痞塞。

沉香 槟榔各三钱半 人参 诃子肉 大腹皮酒焙，各半两 白术 紫苏叶 香附炒 神曲炒 麦芽炒 乌药各一两 陈皮 甘草姜黄各四两 三棱煨 莪术煨 益智仁①炒 厚朴姜炒，各二两

上锉，水煎服。

调中顺气丸 治三焦不和，水饮停积，胁下虚满，或时刺痛。又治心痛彻背，背痛彻心。

木香 白豆蔻 青皮 陈皮 三棱各一两 大腹子 半夏各二两 砂仁 槟榔 沉香各五钱

上为末，水糊丸，每三五十丸，陈皮汤下。

柴胡泻肝汤 治郁怒伤肝，胁肋痛在左者。

柴胡一钱二分 甘草五分 青皮炒，一钱 黄连炒，八分 山栀炒，八分 当归酒制，一钱二分 芍药一钱 龙胆草一钱

水煎服。

一方 治死血作痛，瘦人多怒者常患此。

桃仁九个 红花八分 川芎八分 归尾酒制，一钱半 芍药一钱

---

① 仁：原脱，据《医学发明》卷三沉香导气散补。

柴胡八分　青皮八分　香附一钱

上用水一钟，煎服。

一方　治肥白人气虚，两胁痛，发热者。

人参七分　黄芪八分　柴胡一钱　黄芩八分　木香六分　青皮一钱　川芎五分

上水一钟半，生姜三片，枣二枚煎，稍热服。

卷之二

脾　胃

脉弦洪缓而沉，按之，中之下得一涩。其证四肢满闷，肢节燥痛，难以屈伸，身体沉重，心烦不安，忽肥忽瘦，四肢懒惰，口失滋味，大小便清利而数。或上饮下便；或大便涩滞不行，一二日一见；夏月飧泄，米谷不化；或便后见血，脓血；胸满短气，咽膈不通；安卧嗜睡，无力，不思饮食。

调中益气汤

升麻二分　黄芪一钱　甘草五分　苍术四分　木香一分　人参五分　柴胡二分　陈皮二分

如时湿燥热，是下元蒸蒸发也，加生地、黄柏；如大便虚坐不得，或大便了而不了，腹常逼迫，血虚涩也，加归身。又治气血俱虚头痛，加川芎二分，蔓荆子三分，细辛二分。

上水二盏，煎服。

养胃汤　治脾胃虚寒，呕逆恶心，腹胁胀满，肠鸣泻泄，或外感寒热如疟，骨痛。

藿香　厚朴　半夏　茯苓各一两　草果　附子　甘草　陈皮　人参　白术各七钱

腹痛加肉桂、吴茱萸。

上每服一两，水二盏，姜五片煎。

白术和胃丸　治久病不能食，而脏腑或结或溏，此胃气虚弱也。常服则和中理气，消痰去湿，和脾胃，进饮食。

厚朴姜制　半夏姜制，各一两　白术一两二钱　陈皮八钱　槟榔

枳实各二钱半　木香一钱　人参七分　甘草炙，二钱

上为细末，姜汁浸，饼丸如梧子大。每服三十丸，空心，温水送下。

思食调中丸　治脾胃久弱，三焦不调，气滞胸膈，痞闷不食，呕逆恶心，或吐痰水。

神曲炒　麦芽炒　陈皮去白　半夏曲　乌药各一两　槟榔　人参各七钱　白术一两半　木香　沉香各五钱

上为末，蜜调白面打糊为丸，如梧子大。每三十丸，米饮送下。

治中汤　治脾胃不和，呕逆霍乱，中满虚痞，或泄泻。

人参　甘草炙　干姜　白术　青皮　陈皮　半夏各等分　丁香减半

呕吐不已加藿香，倍加半夏。

上每服三钱，水一钟，姜三片煎。

胃风汤　治虚症能食，麻木，牙关紧，急搐，目肉蠕，胃中有风，独面肿，或四肢肿。

蔓荆子一分　柴胡　藁本各三分　升麻二分　麻黄五分，不去节　干生姜二分　草豆蔻　黄柏各三分　羌活三分　归身　苍术　葛根各一钱　白芷一钱二分　甘草炙，一钱半

上水二盏，枣四枚，分作二服煎。

平胃散　治脾胃不和，不进饮食，常服暖胃消痰。

苍术米泔浸，八两　厚朴姜制　陈皮各五两　甘草炒，三两

上每服一两，姜三片，枣二枚，水煎。

一方　治脾胃不和，饮食后倒饱，嘈心痞气，此药主之，开郁化痰，进食。

苍术一钱　白术八分　半夏一钱　茯苓八分　甘草五分　厚朴

七分　神曲六分　麦芽八分　陈皮　山楂各八分　黄连　枳实　桔梗各七分

上水一钟半，生姜三片，枣二枚煎。

香砂和中汤　和脾胃，疗心腹气痛，妇人尤宜。

藿香　苍术各一钱半　砂仁　厚朴姜炒　陈皮　茯苓　半夏姜制　香附　青皮各一钱　甘草五分　木香磨水，三匙

有郁加栀子仁。上水一盏半，姜三片煎。

六君子汤　治脾脏不和，不进饮食，上燥下寒，服热药不得者。

人参　白术各一两　橘红　半夏　枳壳　甘草炙，各五钱

每服一两，姜七片，枣二枚煎。

参苓白术散　凡大病后调助脾胃，此药最好，退虚热。方见泄门。

八珍汤　补脾阴不足，和血气，理脾胃。

当归　川芎　地黄　芍药　人参　茯苓　甘草　砂仁各等分

每服五钱，姜七片，枣一枚煎。

加味平补枳术丸　调中补气，消痞清热，化食。

白术炒，四两　白芍一两　陈皮一两五　枳实炒，二两　黄连姜炒，一两　人参五钱　木香五钱　神曲炒，一两　麦芽曲①炒，一两　栀子炒，五钱　半夏曲一两

上为末，煮荷叶浓汁，煮糯米糊为丸，梧子大。每七八十丸，米汤温水任下，有痰用姜汤下。

健脾丸　治心胸痞闷，饮食停滞，或作酸嗳气。

白术炒，五两　陈皮　半夏姜制，各三两　神曲炒　山楂蒸，去

---

① 曲：原作“麺”，与“麴”形近而误，据文义改。

核　归身酒洗　白芍酒炒　白茯苓各二两　川芎　香附童便炒　黄连姜炒，各一两五钱　枳实炒　甘草各一两

上为末，荷叶煮汁，煎糯米糊为丸。白汤送下六七十丸。

一方　有苍术。

木香顺气丸　治脾胃饮食所滞，生痰上攻，气喘不宁，堵塞不通，吐痰不绝，胸膈胀满，气滞不散，风痰壅盛，气促不安，不问一切老少，年深日浅，受此患者，服之即效。气虚弱喘嗽，如绿豆大服一丸，其效最大。

广木香一两，不见火　大川乌火炮，去皮脐，七钱　三柰五钱　巴豆七钱，去皮油取霜

上为末，酒煮肥枣，去皮核，捣如泥，丸黄豆大。每服一丸，嚼白萝卜送下，再吃萝卜压之。有面糊为丸。

一方　加丁香三钱，川芎五钱，萝卜子七钱。

香壳丸　消食化气，醒脾去积，消痰。

青皮　陈皮各四两　萝卜子炒　木香　三棱　莪术　神曲　麦芽各一两　枳壳二两　半夏二两半　香附一两半　槟榔　山楂　草果各一两　枳实麸炒，二两　巴豆二十粒

膈痛加乳香、没药各二钱。

上为末，水丸加生姜汁二两，量老幼虚实，用温水送下十九至二三十丸止。

一方　治伤酒食，心内不快，满闷。

陈皮　半夏　茯苓　甘草　神曲　麦芽　白豆蔻　砂仁　人参　白术

酒伤加干葛。

上水一盏，姜三片煎。

止麻清痰饮　治口舌麻木，涎及嘴角，头面亦麻。或呕吐

痰涎，或头眩眼花，恶心，并遍身麻木。

黄连　半夏姜制七次　瓜蒌仁　黄芩　茯苓　桔梗　枳壳　橘红盐水洗　天麻各一钱二分　细辛　甘草各五分　南星姜、矾、皂角煮过，一钱

血虚加当归，气虚加人参各一钱；亦有十指麻木，胃中有湿痰死血，加苍术、白术，少佐熟附子；行经中死血者，四物汤加桃仁、红花各八分，韭汁三四匙。

上水二钟，姜三片，煎八分，加竹沥半酒钟，姜汁三四匙，食远服。忌生冷鱼腥，发风发热之物。

健脾化痰开郁行气丸　又兼四物养脾阴不足。

南星姜煮　大半夏姜矾煮，各四两　陈皮四两　苍术泔浸炒　白术炒　芍药炒，各四两　香附米童便浸炒　栀子炒　瓜蒌仁炒　茯苓　贝母去心，各三两　枳实　神曲炒　山楂去核　地黄酒　归身酒　川芎　黄连炒　甘草炒　黄芩炒，各二两

上蒸饼丸，温水送下。

藿香安胃汤　治胃气不和，呕吐不止。

藿香　半夏　厚朴　苍术各一钱　陈皮二钱　甘草六分

上水一盏半，姜五片，枣二枚煎。

乌沉汤　治一切气，除一切冷，调中补五脏，益精壮阳道，暖腰膝，去邪气。治吐泻转筋，癥瘕疼痛，风水毒，冷风麻痹。又主中恶心腹痛，膀胱肾间冷气攻冲，背膂府①仰不利，妇人血气攻击，心腹撮痛，并治之。

天台乌药十两　沉香五两　人参三钱　甘草四钱半

上为细末，每服二钱，用姜汤入盐少许，食前调服。

---

①　府：通“俯”。《康熙字典·广部》：“通‘俯’。《列子·周穆王篇》：‘王府而视之。’”

益脾散 和胃进食。

白茯苓 人参 草果煨 木香煨 甘草炙 陈皮 厚朴 紫苏各等分

上为末，大人三钱，小儿一钱，姜枣煎服。

归脾汤 治思虑过度，劳伤心脾，健忘怔忡，解郁养脾阴。

白术 茯神 黄芪 圆眼肉 酸枣仁炒，各一两 人参 木香各五钱 炙甘草二钱半

上锉，每服四钱，姜三片，枣一枚煎。

平胃散 治脾胃不和，呕吐酸水，胸膈痞滞，不美饮食，并治。

厚朴去皮 陈皮存白洗 生姜 甘草炙，各三两 茅山苍术米泔浸一宿，去皮晒干，五两 南京小枣二百枚，去核

上用水五升，煮干，捣作饼子，晒干再碾为末，每服二钱，盐汤点服。如泄泻加姜五片，乌梅二个（去核），水煎服。

加料平胃散 治脾胃不和，不思饮食，心腹胁肋胀满刺痛，口苦无味，胸满短气，呕哕恶心，噫气吞酸，面色痿黄，肌体瘦弱，怠惰嗜卧，体重节痛，常多自利，或发霍乱，及五噎八痞，膈气反胃，并宜服之。

厚朴制 橘皮各五两 苍术泔浸炒，八两 甘草 茯苓各二两 人参一两

上锉，水二钟，生姜三片，枣一枚，煎至一钟，去滓温服。

一方 加枣肉丸小豆大，每五十丸，姜汤下。空心常服，调气暖胃，化宿食，消痰饮，辟风寒冷湿、四时非节之气。

调胃散 治阴阳气不和，三焦痞膈，五劳七伤，山岚瘴气，八般疟疾，四时伤寒，头目肢节疼痛，腹胀满，呕吐恶心，痰嗽，手足虚肿，五种膈气，噎塞寒热，水泻诸痢，脾胃不和，

饮食减少，并治。

藿香　甘草炙　陈皮去白　厚朴去皮，姜制　半夏曲每一两用生姜三两半制

上五味，各二两同为细末。每服四钱，生姜三片煎，食前服。

藿香安胃散　治脾胃虚弱，不能饮食，呕吐，不时腐气。

藿香　丁香　人参各二钱半　橘红五钱

上锉，水二钟，生姜三片，煎至一钟，不拘时温服。

气　滞

下手脉沉，便知是气；沉极则伏，涩弱难治；其或沉滑，气兼痰饮。又曰：沉弦细动，皆气痛症，心痛在寸，腹痛在关，下部在尺，脉象显然。怒则气上，喜则缓，惊则乱，恐则下，劳则耗，悲则急，思则结，皆能致疾。气无补法，亦有当补者。

苏子降气汤　治虚阳上攻，气不升降，上盛下虚，痰涎壅盛。

苏子一钱五分　厚朴　陈皮　半夏　官桂　前胡各一钱　甘草五分

上水一钟半，姜三片煎。

流气饮子　治男子妇人五脏不和，三焦气壅，心胸痞闷，咽塞不通，腹胁膨胀，呕吐不食，及上气喘急，咳嗽痰盛，面目浮，四肢肿，大便秘结，小便不通。及治忧思太过，阴阳之气郁结不散，壅致成痰。又治脚气肿痛，喘急腹胀，大便不通，及气攻肩背胁肋走注疼痛。

紫苏叶　青皮　当归　芍药　乌药　茯苓　桔梗　半夏　川芎　黄芪　枳实各七分　防风　甘草　陈皮　木香　连皮大腹

子各五分

每七钱，姜三片，枣二枚，煎服。

橘皮一物汤 治诸气攻刺，及感冒寒、暑、湿，初伤通用。凡酒食所伤，中脘痞塞闷乱，呕吐吞酸，嗳气少食。

橘皮一两，洗净，新汲水煎服。

蟠葱散 治男妇脾胃虚冷，气滞不行，攻刺心腹，痛连胸胁，膀胱小肠疝气，妇人血气刺痛。

延胡索 肉桂 干姜炮，各二两 甘草炙 砂仁 苍术炒，各五钱 丁皮 槟榔各四两 蓬术 三棱 茯苓 青皮各六两

上为末，每服二钱，水一钟，葱白一枝煎，空心热服。

三因七气汤 治喜、怒、忧、思、悲、恐、惊之气，结成痰涎，状如破絮；或如梅核在咽喉之间，咯①不出，咽②不下，此七情所为也；或中脘痞满，气不舒快；或痰涎壅盛，上气喘急；或因痰饮中③阻，呕逆恶心，并亦服之。

半夏五两 茯苓四两 厚朴三两 紫苏梗二两

每服四钱，水一钟半，姜七片，枣二枚煎。若因思虑过度，小便白浊，此汤下青州白丸子最妙。若妇人恶阻病，尤宜服之，但半夏必姜制。

一方 七情所伤，中脘不快，气不升降，腹胁胀满。用香附子炒半斤，陈皮六两，甘草一两，尤快。

亦治俗名气眼风，加桔梗、郁金、栀子于七气汤中。

治气六合汤 治亡血后，七情所伤，或妇人产后、月信后着气。

---

① 咯：原作“各”，形近而误，据文义改。

② 咽：原作“燕”，据《三因极一病证方论》卷八大七气汤改。

③ 中：原脱，据顺治本补。

当归　川芎　白芍　地黄　木香　槟榔

上水一钟半煎。阴虚气滞者去木香、槟榔，加玄参、黄柏、枳壳。

分心气饮　治男子妇人一切气不和。多因忧愁思虑忿怒伤神，或临食忧戚，或事不遂意，使抑郁之气留滞不散，停于胸膈之间，不能流畅，致心胸痞闷，胁肋虚胀，噎塞不通，噫气吞酸，呕哕恶心，头目昏眩，四肢倦怠，面色痿黄，口苦舌干，饮食减少，日渐羸瘦，大肠虚秘，或因病后虚痞，不思饮食，并治之。

木通　赤芍　赤茯苓　官桂　半夏　桑白皮　大腹皮　陈皮　青皮　甘草　羌活各二两　紫苏四两

每服一两，水二钟，姜三片，枣二枚，加灯心十五茎煎。

一方　治实热在内，相火上冲，有如气滞。

知母　黄连　黄柏　黄芩　枳壳

上水一钟半煎。

撞气阿魏丸　治五种噎疾，九种心痛，痃癖气块，冷气攻刺，腹痛肠鸣，呕吐酸水，丈夫疝气，妇人血气。

茴香炒　青皮　甘草炙　陈皮　蓬术　川芎各一两　生姜一两，盐五钱，腌一宿　胡椒　白芷　肉桂　砂仁　丁香炒，各五钱　阿魏一钱五分，酒浸为糊

上为末，用上阿魏面糊丸，如芡实大，每药一斤，用朱砂七钱为衣。每服三五粒。丈夫气痛，炒姜盐汤下。妇人血气痛，醋汤下。

东垣木香顺气散　治浊气在上，则生䐜胀，常服宽中利膈，绝妙。

木香三分　厚朴四分　青皮　益智　陈皮　茯苓　泽泻　半

夏　吴茱萸各五分　当归五分　升麻　柴胡各一分　草蔻炒，三分　苍术三分

上水二钟，生姜五片煎。

木香顺气丸　治胸膈噎塞，气不升降，气滞不行，腹中水声，呕吐痰逆，不思饮食，宽中利膈好。

黑牵牛头末，十二两　广木香一两　补骨脂炒　荜澄茄各四两　槟榔酸粟米饭裹，湿纸包，火中煨，令纸焦去饭，四两

上为末，水丸绿豆大。每三十丸，茶汤、温水任下。

一方　无槟榔、荜澄茄，加大腹皮、萝卜子、香附子。

经验调气汤　调顺荣卫，通行血脉，快利三焦，安和五脏。诸气痞滞不通，胸膈膨胀，口苦咽干，呕吐不食，肩背腹胁走注疼痛，及喘急痰嗽，面目虚浮，四肢肿满，大便秘结，水道赤涩。又治忧思太过，怔忡郁积。又治脚气风湿，聚结肿满，喘满胀急。

人参　赤茯苓　木瓜　麦门冬　白术　白芷各二两　半夏　陈皮　厚朴姜制　青皮　甘草　香附炒　紫苏各一斤　沉香六两　枳壳四两　草果　大黄煨，各二两　肉桂不见火　蓬术　大腹皮　丁皮　槟榔各二两　木香六两　木通八两①

治伤寒头疼，加葱白；大便自利加粳米，去大黄；妇人血气癥瘕加艾醋。

上水二钟，姜三片，枣二枚煎，每服一两。

正气天香散　治心疼腹痛，妇女血气痛，尤宜。

乌药一钱半　香附六钱　陈皮　紫苏　干姜各六分

上水煎服。

---

① 八两：原脱，据顺治本补。

升阳顺气汤　治忿怒伤肝，思虑伤脾，悲哀伤肺，以致各经火动有伤元气，发热，不思饮食。

柴胡　升麻　陈皮各一钱　半夏　人参各三钱　黄芪四钱　甘草　柏皮各四钱　当归　草蔻各一钱　神曲炒，一钱五分

上每服五钱，姜三片煎。

清气化痰丸　常服有益脾胃，进饮食美。

大半夏净称二两，用皂角二两，白矾二两，生姜四两，水三盏，煎沸取出，浸一日夜，再煎透为度，去皂角不用　南星二两，同半夏制法　白术白者去梗，切，炒　瓜蒌仁微炒去油，各二两　黄连姜炒　香附米童便浸炒　陈皮去白　白茯苓去皮　萝卜子炒　山楂子去核，各一两　紫苏子炒　黄芩各七钱　枳实麸炒　甘草各五钱　贝母去心，五钱　桔梗去芦炒，八钱

上为细末，竹沥一碗，生姜自然汁半碗，神曲末一两，和面糊丸梧子大。每八十丸，白汤送下。

治气三因散聚汤　治久气积聚，状如癥瘕，随气上下，发作有时，心腹绞痛，攻刺腰膈，小腹䐜胀，大小便不利。

半夏　槟榔　当归各三钱　陈皮　杏仁　肉桂　茯苓　甘草　香附　川芎　枳壳　厚朴　吴茱萸各二两　大黄自利不用

上水二钟，姜三片煎，每服一两。

宽中散　有加减法。

枳壳　桔梗　甘草　茯苓　半夏　芍药

上水一钟半，姜三片煎。

膈塞腹满加紫苏叶、青皮、大腹皮、厚朴、香附；气盛少食加麦芽、砂仁、山楂；气结胸胁不利或咳嗽加炒瓜蒌仁、桑白皮；郁气胸膈痛加香附、抚芎；冷气胃脘作痛加青皮、陈皮、玄胡、木香、草豆蔻；气郁胸中，心下满闷加川连、神曲、贝

母；气盛久郁，膈间上下游走，吞酸嘈杂刺心加细辛、栀子、黄连、枳实；气病感寒作喘加苏子、麻黄、杏仁、荆芥穗；病后气肿加大腹皮、五加皮、苏子。

清中丸 治上焦有火，胸膈有痰，血分有热，气分有滞，脾胃停痰，头目昏眩，烦扰作渴。

陈皮 黄芩酒炒 干葛炒 天花粉 白术炒 薄荷各一两 贝母 枳实各一两五 黄连八钱五

上为末，用天门冬、麦门冬、甘草各一两，水二十碗，漫火熬成膏丸。每服百丸，白汤送下。

大七气汤 治五积六聚，状似癥瘕，随气上下，发作有时，心腹作痛，小腹胀满，大便不利。

香附 三柰 桔梗 陈皮 青皮 藿香 蓬术各一钱 益智一分 官桂五分 甘草炒，二分 青木香二分

上水二钟，姜三片、枣一枚煎。

六　郁

郁者，结聚而不得发越也。诸病久，亦皆有郁。

越鞠丸 解诸郁。

苍术 香附 抚芎 神曲 栀子各等分

上末，水丸梧子大，每五十丸白汤下。

交感丹 治一切名利失意，抑郁烦恼，七情所伤，不思饮食，面黄形瘦，胸膈痞闷诸症，极有神效，及师尼[1]寡妇婢妾尤宜。

香附米一斤半，用瓦器炒令黄色，取净末一斤 茯神去皮木，为末，

---

① 尼：原作“泥”，音近而误，据文义改。

四两

上为末，炼蜜丸弹子大。每服一丸，空心细嚼，白滚汤下，或降气汤下好。

一方　气郁，胸胁痛，脉沉涩者是。

香附童便浸　苍术米泔浸　抚芎

一方　湿郁，周身走痛，或关节痛，遇阴寒则发，脉沉者是。

白芷　川芎　苍术　茯苓

一方　治痰郁，动则喘，寸口脉沉滑者是。

海石　香附米　南星

一方　治热郁瞀闷。小便赤，沉数者是。

山栀　青黛　香附　苍术　抚芎

一方　治血郁。四肢无力，能食便红，脉沉者是。

桃仁去皮研　红花　青黛　抚芎　香附

一方　食郁嗳酸，腹饱不能食，左寸脉平和，右寸脉沉紧者是。

苍术　香附　山楂　针砂醋炒七次，研极细

春加芎，夏加苦参，秋冬加吴茱萸。

上为末，水丸服。

开郁汤　治恼怒思虑，气滞而郁，一服即效。

香附童便浸炒　贝母去心，各一钱半　苍术　抚芎　神曲炒　山栀炒　橘红　茯苓　枳壳　苏梗各一钱　甘草三分

有痰加半夏、南星各一钱；有热加芩、连各八分，柴胡一钱；血郁加桃仁、红花各八分；湿加白术、羌活各一钱；气加木香五分，槟榔八分；食积山楂、砂仁各七分。

上水一钟半，生姜三片，水煎，温服。

秘传降气汤 治上盛下虚，上盛则头目昏眩，痰实呕逆，胸膈不快；下虚则腰脚无力，小便频数，大便秘涩。

骨碎补去毛炒 诃子炮去核 草果仁煨 半夏曲 桔梗各五钱 桑白皮炒，二两 地骨皮炒 枳壳炒 五加皮 陈皮 柴胡 甘草各一两

上末，蒸一伏时，晒干，每服二钱。又能调顺阴阳，通利三焦。如痰嗽加半夏；心肺虚满加人参、茯苓；上热加黄芩；下虚加附子；妇人加当归。滚水调服。

抑肝开郁汤 治寡居独阴妇女，恶寒发热，类疟疾者，久不愈成劳病。

柴胡二钱半 赤芍 牡丹皮去木，各①一钱半 青皮炒，二钱 当归五分 生地五分 地骨皮一钱 香附童便炒，一钱 川芎七分 连翘五分 栀子炒，一钱 甘草三分 神曲八分

上锉，水一钟半，水煎服，相再煎服，送下交感丹。

大枳壳丸 治一切酒食伤，胸膈痞闷疼痛，饮食不消，两胁刺痛，呕逆恶心。

莪术 厚朴 人参 青皮 黑豆 枳壳 茯苓 木香 陈皮 白术 半夏 麦芽 神曲 三棱各一两 槟榔 大黄各三两 干生姜五钱

上为末，姜汁糊为丸。每五十丸，滚白水送下。

痰 病

凡痰之患，为喘，为咳，为呕，为利，为眩，为晕，心嘈杂，惊怖，为寒，为热痛肿，为痞塞，为壅膈，为胸胁间辘辘

① 各：原脱，据《医便》卷四“抑肝散”补。

有声，或背心一点常如冰冷，或四肢麻痹不仁，皆痰饮所致。或因脾胃虚弱不能摄肺金，或因四气七情所干，气壅痰聚而然也。善能治痰者，不治痰而顺气，气顺则一身之津液亦随气而顺矣。治痰法，实脾土，燥脾湿，是治其本也。凡奇怪之病，人所不识者，皆当作痰治而效。

二陈汤 此治痰之要药也，上中下一身之痰，通治。

橘红一两　半夏泡，五钱　甘草二钱　茯苓五钱

水一钟半，生姜三大片，煎服。

痰清属寒，倍半夏；食积痰，加神曲、麦芽、山楂；湿痰四肢倦怠软弱，加白术、苍术；风痰，加南星、白附子、片芩；中气不足，加参、术；火动其痰，眩运嘈杂，加山栀、芩、连；内伤挟痰，加参、芪、白术，用姜汁传送；虚甚加竹沥，脾虚者宜清中气以运痰降火，加白术、升麻提起；痰在胁下，加白芥子以行之；痰在四肢，加竹沥；痰在皮里膜外，加白芥子、姜汁、竹沥以导之；气实者用荆沥。

一方　治老痰，热痰，食积痰，气郁痞闷生痰，皆治之。

陈皮　海石各一两　半夏姜汁炒，一两　瓜蒌仁炒，二两　香附童便浸炒，一两五钱　五倍子五钱　山栀炒，一两　片芩二两　黄连姜炒，一两　苍术二两　贝母去心，一两　山楂肉一两　麦芽面一两　枳实炒，七钱　风化硝五钱　白术炒，一两半　茯苓一两

上为末，姜汁糊丸梧子大。每五十丸，温水下。

滚痰丸 括曰：甑里翻身甲挂金，于今头戴草堂深，相逢二八求斤正，硝煅青礞倍若沉，十七两中零半两，水丸梧子意常斟，千般怪症如神效，水泻双身却不任。

青礞石一两，搥碎，焰硝一两，同入小沙罐内，瓦片盖之，铁线速定，盐泥固济，晒干，火煅红，候冷取出，色如黄金者佳，听用　大黄酒拌蒸

黄芩酒洗，各半斤　沉香真，五钱

上为末，水丸梧子大。每服三十五十丸，量人虚实加减，任卧，茶清温水任下。

一方　加朱砂二两为衣。

常合清气化痰健脾丸　治痰盛气滞，咳嗽喘满，脾胃虚弱少食，坐卧不宁，皆治。

白术去黑心及梗，泔浸炒，四两　枳实去穰，麸炒，二两　大半夏姜片皂角水煮透，四两　南星同上制，四两　白茯苓去皮，四两　贝母去心，二两　黄芩炒，四两　黄连姜汁浸炒，二两　瓜蒌仁炒去油，四两　桔梗去芦，三两　甘草炙，二两　枯白矾二两　香附米童便浸炒，二两　海石四两　紫苏子炒，二两　杏仁去皮尖、双仁，炒，二两　神曲炒，三两　麦芽面炒，二两　山楂肉二两

上为末，用荷叶煎汁一碗，姜汁一碗，打神曲糊丸梧子大。每空心临卧，白汤、姜汤茶任下。

苏子降气汤　治虚阳上攻，气不升降，上盛下虚，痰涎壅盛。见气门。

紫金锭　此药解诸毒，疗诸疮，利关窍，通治百病，神效。又治气厥、痰厥、不省人事尤好。此药与演气丹、备急丸，居家出入不可缺。

山慈菇去皮净焙，三两　文蛤即五倍，搥破洗焙，三两　真麝香另研，三钱　千金子一名续随子，去皮，研去油，一两　红芽大戟真，另研取末，一两半

上各为细末，和匀，以糯米粥合丸，木臼中杵千余下，每料分作四十锭。每服半锭，病重者，或服一锭，以酒或薄荷汤化下。合药须于天月德，或端午吉日合，忌鸡犬妇女人见。

一方　加好雄黄一两，朱砂（真）五钱。

一方　清头目，清痰降火，健脾胃，止眩晕。

陈皮三两　姜半夏二两　白术三两　枳实二两　黄连　黄芩各一两　白芍一两　天花粉二两　玄参一两半　苏子一两　海石二两　山楂肉一两　石膏煅，二两　瓜蒌仁一两　茯苓二两

上为末，姜汁合水丸，每五十丸，温水下。

豁痰汤　见喘门。

导痰汤

南星炮，一两　橘红一两　茯苓一两　枳壳麸炒，一两　甘草炙，五钱　半夏四两

姜三片，水煎。

千缗汤　治痰喘不能卧，凡喘便有痰声。

半夏七个　皂角去皮炙，一寸　甘草炙，一钱　南星姜制，一钱

姜五片，水煎服，合导痰汤同服好①。

一方　寒痰气结，痞闷不通。

枳壳七分　青皮三分　陈皮八分　香附六分　木通五分　乌药八分　苍术一钱　甘草七分　厚朴八分　神曲七分　半夏八分　茯苓七分　紫苏四分

姜三片，水煎服。

一方　苏子导痰降气汤。

苏子三钱　半夏二钱　前胡一钱　厚朴一钱　当归二钱　枳实一钱　南星炮，一钱半　赤茯一钱　陈皮一钱半　甘草五分

有热加枯芩，姜三片，水煎服。

加减二陈汤　治痰气嗽。

陈皮一钱　苍术八分　茯苓一钱　甘草二分　白术四分　枳壳

① 服好：原作“好服”，据文义乙转。

二分　枳实五分　桔梗五分　紫苏三分　薄荷二分　香附七分　菖蒲一钱　荆芥一分　木通四分　川芎一钱　麦冬三分

姜三片，水煎服。

止麻清痰饮　方见脾胃门。

哮　病

专主于痰，宜用吐法，亦有虚而不可吐者，此乃寒包乎热，须当带表散。

定喘汤

白果二十一个，去壳切碎，炒黄色　麻黄三钱　苏子炒，二钱　甘草一钱　款冬花三钱　杏仁去皮尖，一钱半　桑白皮蜜炒，二钱　黄芩炒，一钱半　法制半夏三钱

生姜五片，水煎服。

小胃丹　上可取胸膈之痰，下可行肠胃之痰。

甘遂面裹，煮令透，晒干用　大戟长流水煮一两，晒干用　芫花醋拌经宿，炒黑勿焦，各一两　大黄酒纸裹煨，焙干，再以酒炒熟，一两五钱　黄柏炒褐色，一两

上为末，粥丸麻子大。每十丸，以二陈汤加苍术、黄芩煎汤送。

四磨汤　治七情作郁，上气喘急。

人参　槟榔　沉香　天台乌药

用四味各磨浓汁，取七分，煎三沸，温服。

喘　病

脉滑而手足温者生，脉涩而手足寒者死。气为火所郁，而为痰在肺胃也。有痰者，有火炎者，有阴虚者。凡喘未发时，

以补正气为主；已发时，以攻邪为主。痰喘者，喘则便有痰声。声喘者，呼吸急促，而无痰声。有胃气虚而喘者，抬肩撷项，喘而不休。火喘者，乍进乍退，得食则减，食已则喘。

千缗汤 合导痰汤好，合苏子降气汤亦好。俱见痰气门。

又方 气郁痰壅作喘。

南星炮 半夏姜制 杏仁炒 瓜蒌仁炒 香附 陈皮 萝卜子炒

各等末，神曲糊丸梧子大。每六七十丸，姜汤下。

豁痰汤 治一切痰疾，为滚痰丸相副。盖以小柴胡为主，合前胡半夏汤，以南星、紫苏、陈皮、厚朴之类，出入加减。素抱痰及肺气壅塞者，以此为主，并去前胡、柴胡。

柴胡四钱 半夏四钱 黄芩三钱 人参二钱，风壅者不用 甘草二钱 陈皮二钱 枳壳一钱 紫苏连梗，二钱 厚朴姜炒，二钱 南星二钱 薄荷一钱半 羌活一钱

中风者去陈皮，加独活；胸膈不利去陈皮，加枳实（炒）、赤茯苓；内外无热去黄芩，虚热、有内热者勿去，加南木香。一切痰无出其右者。喘嗽遇寒则发，此寒包热也，解表热自除，喘嗽自止。

枳壳 桔梗 麻黄 陈皮 黄芩 木通 紫苏 杏仁 半夏 防风

上水一钟半，生姜三片，水煎，稍热服。相再煎服。

三拗汤 治气实人因服黄芪过多而喘者。

麻黄不去根节 甘草生 杏仁不去皮尖

加知母，治风寒郁于肺而夜喘嗽者。

上水二钟，姜五片，枣二枚，煎至一钟，食远热服。

一方 治上气喘满，胸膈闷痛。用桃仁一两，去皮尖及双

仁者，研如泥，以水三碗煮，加大米泡透者半合，生姜二钱，切碎同煮成粥，空腹食之。有汗，能开遍身结滞，胸中瘀血。

五虎斩劳汤 治喘急痰气咳嗽，坐卧不宁。

麻黄七钱 杏仁去皮尖及双仁，一钱 甘草四分 细茶炒，八分 石膏一钱半

水煎热服。

一方 清火化痰，止喘定嗽，及痰唾稠黏。

贝母去心，钱半 知母去毛，蜜炒，一钱半 桑白皮炒，一钱 橘红一钱 瓜蒌仁炒研，一钱 茯苓一钱 甘草三分 五味子十粒 石膏研，二钱 黄芩一钱 枳实八分 栀子一钱 半夏一钱

上水一钟半，生姜三片，水煎热服。柤再煎。

咳 嗽

咳嗽所因，浮风，紧寒，数热，细湿，房劳涩难。右关濡者，饮食伤脾；左关弦短，疲极肝衰；浮短肺伤，法当咳嗽。五脏之嗽，各视本部。浮紧风寒，沉数实热，洪滑多痰，弦涩少血。形盛脉细，不足①以息；沉少伏匿，皆是死脉。惟有浮大而嗽者生，外症内脉，参者称停。春是上升之气，夏是火炎上最重，秋是湿热伤肺，冬是风寒外来。

一方 治痰嗽。嗽动有痰，痰出而嗽止者是。

陈皮 半夏 茯苓 甘草 桔梗 瓜蒌仁 杏仁炒，各等

春加薄荷、荆芥；夏加芩连；胸膈作闷，加枳壳、紫苏。

上水二钟，生姜三片，煎服。

一方 治感寒则嗽，此膈上有痰。声哑者亦属寒，此乍寒

① 足：原作“是”，形近而误，据文义改。

而嗽，宜加细辛、半夏、生姜以开之。

陈皮　半夏　茯苓　甘草　枳壳　片芩炒　桔梗　苍术　麻黄　木通各等

上水一钟半，生姜五片，水煎，食远热服。

一方　治风寒郁于肺，夜嗽者用。

三拗汤加知母，取痰清，止肺火。肺浮有热加黄芩。见喘门。

一方　治火嗽。夏月嗽者是也。

黄芩　山栀　桑白皮　杏仁　甘草　知母　贝母　桔梗　天花粉

有痰加姜制半夏。

上水一钟半，生姜三片煎。

一方　治阴虚咳嗽。午后嗽者是也。

川芎　当归　芍药　生地　麦冬　黄柏　知母　五味子十二粒　桑白皮

水煎服。

一方　治伤力嗽兼有痰。

知母　白术　茯苓　甘草　当归　芍药　麦冬　款冬花　贝母　天花粉

水煎服。

一方　治干咳嗽。乃痰郁火邪在肺，必用苦梗以开之提之，滋阴降火为宜。此不得志者有此疾。

当归　芍药　熟地　桔梗　川芎　黄柏　竹沥　知母

水煎，通口服。

知母茯苓汤　治肺喘嗽不已，往来寒热，自汗。阴不足，六味地黄丸为要药。

茯苓八分　甘草二分　知母一钱　五味子九粒　人参五分　薄荷五分　姜半夏八分　柴胡一钱　白术八分　款花七分　桔梗六分　麦冬去心，一钱　黄芩一钱　川芎五分　阿胶五分

姜一片，水煎服。

贝母丸　治咳嗽多日不愈。

贝母去心　桑白皮　五味子　甘草炙，各半两　知母一钱半　款冬花二两　杏仁去双仁、皮尖，麸炒，二两

上为细末，炼蜜丸龙眼大，每临卧噙化一丸。

早晨嗽多者，胃中有食积，至此时火气沉于肺中，以知母、贝母、地骨皮降肺火；黄昏嗽多者，火气浮于肺，不宜用凉药，以五倍子敛而降之；治嗽而胁痛，先以青皮疏通肝气，后以二陈汤加南星、香附、青黛、姜汁服之；治肺胀而嗽，或左或右不得眠，此痰挟瘀血碍气而病，宜用四物汤加桃仁、诃子、青皮、竹沥、姜汁，水煎服。

润肺散　治嗽而失声音。

诃子、五味子、五倍子、黄芩、甘草各等分，为末，炼蜜丸，噙化。

一方　治食积痰嗽。早晨嗽多者是。

知母炒　贝母炒　地骨皮　黄连　陈皮　半夏　山楂

姜三片，水煎服。

一方　气塞作嗽而有痰。

二陈汤加瓜蒌仁、萝卜子、桔梗、枳壳，水一钟半，生姜三片，煎服。

一方　治嗽劫药。

五味子五钱　甘草二钱半　五倍子　风化硝各一钱

为末，炼蜜丸，噙化。

海藏紫菀散 治咳中有血，虚劳肺痿。

人参一钱 紫菀五分 知母去毛，炒，一钱半 贝母去心，一钱半 桔梗一钱 甘草五分 五味子十五粒 茯苓一钱 阿胶五分

水煎服，柤再煎。

桔梗汤 治肺痿咳嗽，唾痰腥嗅，咽干多渴，大小便赤涩。其证口中辟辟燥咳，胸中隐隐微痛，脉反滑数实者，此为肺痈也。

桔梗 贝母 当归 瓜蒌仁 枳壳炒 桑白皮蜜水炙 薏苡仁 防己各一两 甘草生 杏仁炒 百合焙，各半两 黄芪炙，五钱

上每服五钱，生姜三片，水煎服。

如大便秘加大黄，小便涩加木通，血加阿胶、紫菀，去杏仁。

华盖散 治肺感寒邪，咳嗽声重，胸膈烦闷，头目昏眩。

紫苏子一钱 赤茯苓 陈皮 桑白皮 杏仁去皮尖，另研 麻黄各一两 甘草五钱

水煎服。

参苏饮 治上膈有热，咳嗽声重，春秋月尤宜服。见伤寒门。

金沸草散 治感冒寒邪，鼻塞声重，咳嗽不已。又治肺经受风，头目昏痛，咳嗽声重，涕唾稠黏。及治时行寒疫，壮热恶风，或头疼身痛。

旋覆花去梗，二两 荆芥穗四两 麻黄去节 杏仁不去皮尖 甘草生 赤芍一两 半夏姜制，一两

上每服五钱，姜三片，枣一枚，水煎服。

五拗汤 治风寒咳嗽，肺气喘急。

麻黄不去节 杏仁不去皮尖 甘草生 荆芥穗 桔梗

咽喉痛，汤药熟，临服加硝少许。姜三片，水煎服。

一方　去桔梗、荆芥，加半夏、枳实。

加味理中汤　治肺胃俱寒，咳嗽不已。

甘草　半夏　茯苓　干姜生　白术　橘红　细辛　五味子　人参各等

上每服三钱，姜三片，枣二枚，煎服。

简易杏子汤　治咳嗽，不问外感风寒，内伤生冷，痰饮停积，皆治。

人参　半夏　茯苓　甘草　芍药　五味子各一两　细辛　干姜　官桂各五钱　杏仁五个　乌梅一个

新感冒，加麻黄。

每服四钱，姜三片，水煎。

苏沉九宝汤　治老幼素有喘急，遇寒暄不常，发则连绵不已，咳嗽哮吼，夜不得安。

桑白皮　甘草　大腹皮　官桂　麻黄　薄荷　陈皮　紫苏　杏仁各六分　乌梅半个

每服五钱，姜三片，水煎服。

人参清肺散　治肺胃虚热喘急，坐卧不安，并治年久劳嗽，唾血腥嗅。

阿胶①　杏仁　桑白皮　地骨皮　人参　知母　乌梅　甘草炙　米壳新嗽不用，蜜拌炒，各拌炒，各等

上水一钟半，生姜三片，枣一枚，煎服。

一方　治痨嗽，倒食不一。用生姜自然汁、甜梨汁、白萝卜汁各等，入锅熬成膏，入枯矾为末，为丸梧子大。空心，每

① 阿胶：原作“何胶”，据《太平惠民和剂局方》卷四人参清肺汤改。

噙化一九丸。

治嗽劫方

半夏一钱二分　陈皮一钱　桔梗七分　枳实一钱　甘草三分　贝母七分　知母一钱　当归一钱　天花粉八分　瓜蒌仁一钱　白茯一钱

久嗽加蜜制米壳。

姜三片，水煎服。

人参五味子散　治男女老少诸虚百损，气血劳伤，涎喘咳脓，或嗽血咯血，寒热往来，夜有盗汗，羸弱困乏，一切虚损。

人参　五味子　桔梗　白术　白茯　甘草炙　当归焙，各半两　熟地黄五钱　地骨皮　前胡　桑白皮　枳壳　黄芪　陈皮　柴胡各三钱　生姜三片

上每服八钱，煎，一日三次服。

烦渴加乌梅、青蒿；咳脓血加知母、阿胶。

治诸气生痰**星香丸**。

南星　半夏各二两，同白矾一两，水浸二味一夜　陈皮五两，泔浸一时，去白，取三两　香附子三两，皂角水浸一大时

上四味，不见火，为末，姜汁糊丸梧子大。每五十丸，临卧姜汤下。

一方　治痰火气嗽，兼治风痰。

半夏姜制　黄芩　甘草　瓜蒌仁　陈皮　香附　杏仁　苏子　知母　栀子　天花粉　枳壳　胆星无风痰人不用

姜七片，水钟半，煎服。

人参清肺散　治痰嗽咽干，声不出。

人参　陈皮　半夏　桔梗各一钱　麦冬五分　五味子十粒　茯苓一钱　甘草五分　桑白皮　知母各一钱　地骨皮五分　枳壳一钱　贝母一钱半　杏仁一钱　款冬花七分　黄连一钱

上水一钟半，生姜三片，水煎服。

一方　治劳力饥饱所伤，发热咳嗽，或喘多食少。

陈皮　半夏各一钱　茯苓七分　甘草五分　白术一钱　当归　芍药　麦冬各七分　五味子十粒　人参五分　黄柏五分　黄芩五分　知母五分

姜三片，水煎服。

一方　治风痰嗽。

南星　蛤粉各二两　半夏一两　青黛　黄连　瓜蒌仁　石碱　防风　萝卜子各五钱

皂角炭、神曲、姜汁打糊为丸。每五十丸，姜汤下。

一服散　治暴嗽喘急。

阿胶三片，炒　生姜十片　乌梅二个，去核　甘草一钱　紫苏叶一钱　大半夏三个，炮　米壳二个，炙

水一钟半，煎至一钟，食远热服。

一方　取痰。

藜芦　人参芦各二钱　牙皂去皮弦，炮，一钱　防风去皮，一钱　细辛去土、叶，一钱半

上用酸浆水一碗，食后温服。候吐痰，觉胸中痰尽，用冷葱汤时呷，饮止为度。

治痨嗽**噙化丸**。

白茯苓去皮，一两，乳浸　紫菀七钱　款花去木，三钱　黄柏蜜炒，五钱　知母去毛，蜜炒，一两　贝母去心，六钱　麦冬去心，三钱　瓜蒌仁炒，三钱　乌梅肉一钱　梨汁四两　白沙糖四两

共入锅内，熬成珠，和药为丸如橡子大。每噙化一丸，咽尽再噙。

款花散　治寒热交作，肺气不利，嗽咳喘满，痰实壅盛，

喉中呀呷，或如物塞，俱宜服之。

款花　桑白皮　半夏　知母各七钱半　贝母炒，去心　阿胶炒　麻黄各三钱　甘草二钱

姜水煎。

肺　痈

已破入风不治，用太乙膏为丸服。收敛疮口，止有合欢树皮煎汤饮（即夜合花）。脉诀：寸数而实，肺痈已成；寸数虚涩，肺痿之形。肺痈色白，脉宜短涩，死者浮大，不白而赤（校：合欢即交枝树，产河南，人恒植庭除，叶似槐，木似桐，枝软互相交合，非夜合花也）。

桔梗汤　治肺痈，咳嗽脓血，咽喉多渴，大小便赤涩。

桔梗　贝母　当归　瓜蒌子　枳壳　薏苡仁炒　桑白皮蜜炙　防己各二两　黄芪一钱半　甘草节生　杏仁炒　百合煎各半两

大便秘加大黄，小便秘加木通。

每五钱，姜五片，水煎。

消脓饮　治肺痈，脓腥①气上冲而呕，咳嗽。

南星生，一两　知母　贝母　白芷　生地　阿胶炒　川芎　桑白皮炒　白及各半两　甘草炙　防风　射干　桔梗　苏叶　天冬　薄荷　半夏姜制，各七钱半

上每服一两，水二钟，生姜七片，乌梅一个煎，食远温服。相再煎。

一方　治肺痈吐嗅脓，效。

桔梗　大甘草　贝母去心　紫菀各二钱　杏仁三个，去皮尖

---

① 腥：原作“睚”，据《仁斋直指方》卷八消脓饮改。

水一钟半，煎服。

呕　吐

脉数为呕，代者霍乱，微滑者生，涩数凶断。有痰膈中焦食不得下者，有气逆者，有寒气客于胃口者，有暑气所浸者，有饮食伤者，有瘀血停滞者，有因火与痰者为多。有物有声为之呕吐，有声无物谓之哕。刘河间谓火气炎上，切不可下，逆之故也。

藿香养胃汤　治胃气不和作吐。

藿香一钱　姜半夏钱半　陈皮一钱　甘草炙，五分　姜厚朴一钱　苍术炒，一钱　白术一钱二分

冬月受寒冷，呕吐不止，元气虚者，加人参、干姜（炮）、生姜五片，水煎服。

香薷饮　治夏月伏暑呕吐。

香薷一两　厚朴　扁豆　甘草各三钱

用水四碗，煎至二碗，顿冷，徐徐服。

芩连二陈汤　治胃口有热，膈上有痰，时作呕哕。

二陈汤加砂仁、栀子、黄芩、黄连，俱姜制炒，水一钟半，生姜五片，煎服。

六君子汤　治久吐，胃气虚弱，不纳饮食。

白术一钱半　半夏二钱　茯苓　甘草　人参　陈皮各五分

加附子五分。水一钟半，生姜五片。

丁沉透膈汤　治脾胃不和，痰逆恶心，或时呕吐，饮食不进，十膈五噎，痞塞不通，并皆治。

丁香不见火　白豆蔻　肉蔻面裹煨　青皮　麦芽　半夏　神曲　草果　沉香　厚朴姜炒　藿香　陈皮各五分　香附　砂仁

人参各七分　木香四分　白术钱半　甘草一钱

姜五片，枣二枚，水煎。

沉香开膈散　治[1]五膈五噎，痞满呕吐，心腹刺痛，胁肋胀满。

沉香不见火　三棱　莪术　白蔻　荜澄茄　砂仁　草果　益智　川白姜　丁香　人参各十分　丁皮　木香不见火　茯苓　香附　藿香　半夏曲　青皮　陈皮各一两　甘草一两二钱五分

上为粗末，每服五钱，姜三片，枣一枚，水煎服。

翻胃

翻胃，血虚者脉必数而无力，气虚者脉必缓而无力，气血俱虚者则口中多出沫，但见沫大出者必死，有热者脉必数而有力，有痰者脉滑数。二者可治，血虚者四物为主，气虚者四君为主，热以解毒为主，痰以二陈为主。

一方　治翻胃。韭菜汁二两，牛乳一两，生姜汁半两，和匀，徐徐温服。

一方　治翻胃积饮。通用益元散，生姜自然汁澄白脚[2]丸、小丸子，时时服。

金橘散

真金橘　母丁香　广木香　乳香　雄黄　巴豆去油　没药　好朱砂各等

上为细末，每服一字，煎艾醋汤调，食远服。先左卧，次右卧，后仰卧，三日一次，用米粥调理。

---

① 治：原作“加”，据《仁斋直指方论》卷之五改。

② 白脚：白色沉淀物。脚：残渣。

一方　治妇人翻胃。

当归　川芎　芍药　地黄　陈皮　桃仁不去尖　甘草生　红花酒洗

上水一钟半，煎至八分，食远服，入驴尿一钟防生虫。

木香通气饮子　治一切噎塞不通，痰饮不下。

青皮　木香　莪术　槟榔　陈皮　萝卜子炒，各五钱　藿香叶二两　甘草　人参　枳壳各五钱　白芷二钱半

每服五钱，水煎服。

一方　治膈噎。红花端午日采头次，酒拌焙，真血竭各等为末，酒拌匀，入汤中，顿热，徐徐服。初服二分，次日服三分，再服五分。

利膈和中汤　治膈噎膈气，食不下，呕吐。

半夏　茯苓各一钱　陈皮一钱半　枳术　白术各一钱　黄连　香附各七分　甘草二分　厚朴七分　山楂五分　藿香　桔梗　木香　萝卜子①炒

姜三片，水煎。

神仙夺命丹　专治噎食。

乌梅十三个，水洗去核　硇砂二钱　雄黄二钱　乳香一钱　百草霜五钱　绿豆　黑豆各四十九粒

上将乌梅捣烂，前药并豆为末，再捣，和丸弹子大，以乳香少加，朱砂为衣，阴干。每服一丸，空心噙化。待药尽烙饼一个，茶泡食无碍，为效，三五日再一服。

五十四演气丹　治诸般食积气积，噎食膈气等症。

商陆一两　槟榔三个　芫花醋炒　三棱　黄连　牛膝　广术

① 藿香、桔梗、木香、萝卜子：剂量原缺。

各一两　硇砂一钱　肉豆蔻　青皮　陈皮　菖蒲各三钱　巴豆　木香各二钱半　大戟　大黄　甘遂　白牵牛　干姜　磁石火煅，醋淬七次　干漆烧，各五分

上为末，醋糊丸梧子大。每三十丸，枣汤下送，下行二三次无妨，服至十次极效。

嘈杂

嘈杂是痰因火动，治痰为先。姜炒黄连、炒栀子、黄芩为君，南星、半夏、陈皮为佐，热多加青黛。

一方　嘈杂，此乃食郁有热，炒栀子、黄连、枳实不可无。

一方　肥人嘈杂，二陈汤少加抚芎、苍术、白术、栀子，姜五片，水煎服。

一方　眩晕嘈杂是火动其痰，又谓之心嘈。

二陈汤加芩、连、栀子之类。

芩连二陈汤　治痰因火动，胃口作嘈。

甘草炙　山栀炒　南星炮　黄连姜炒　黄芩炒　陈皮　茯苓　半夏姜制

热多加青黛。

上水一钟半，姜三片煎。

一方　心嘈索食。

白术炒　黄连姜炒　陈皮各等分

上为末，作丸，白汤下七八十丸。

一方　心嘈不喜食，此湿痰气郁。用三补丸加苍术，倍香附丸服。方见①虚损门。

---

① 见：原无，据文例补。

一方　治肥人嘈杂。二陈汤少加抚芎、苍术、白术、炒栀子，水煎服。

一方　五更时嘈杂，因人多思虑，以致血虚有痰。四物汤加香附、栀子仁、黄连、贝母、瓜蒌仁。

吞　酸

吞酸与吐酸不同，吐酸是平日津液随上升之气郁积而成。郁积之久，湿中生热，故从火化，遂成酸水而出。吞酸者，湿热郁于肝而出，伏于肺胃之间，必用粝食蔬菜自养。

加味平胃散　治吞酸或宿食不化。

苍术不制　陈皮　厚朴　甘草　神曲炒　麦芽炒

每五钱，姜三片煎。

一方　治郁积酸。

陈皮　半夏　茯苓各一两　吴茱萸炒，一两　黄连炒，一两半　苍术一两　枳实五钱，炒

上末，蒸饼丸梧子大。每二三十丸，食远服。冬月倍茱萸，夏月倍黄连。

一方　治嗳气，此胃中有郁火，膈上有稠痰故也。

南星　半夏　软石膏　香附　栀子炒

或作丸，或作汤，俱可服。

一方　治吐清水。

苍术土炒　茯苓　滑石煅　白术炒　陈皮

水煎服。

痞　病

痞者，皆土之病也，与胀满有轻重之分。痞则内觉痞闷，

而外无胀急形者是也。有中气虚弱，不能运化精微为痞者，有饮食痰积不能施化为痞者，有湿热太甚为痞者。

一方　治禀受充实，面苍骨露，气实之人心下痞者。

枳实　黄连　青皮　陈皮　枳壳

上为末，每服三钱，灯心汤下。

一方　禀受素弱，转运不调，饮食不化而心下痞者。

白术　山楂去核　神曲　麦芽　陈皮

上为末，每服三钱，米饮调下。

一方　治肥人心下痞者，乃是郁热在中焦。

枳实　黄连　葛根　升麻

上为末，每服三钱，薄荷汤下。

一方　治食后感寒，饮食不化，心下痞者。

藿香　豆蔻　吴茱萸　砂仁

上为末，每服三钱，姜汤下。

一方　治挟血成窠囊，心下痞者。

桃仁　红花　香附　大黄

上为末，每服四钱，酒下。

补中益气汤

加芍药、黄连各一钱，治内伤心下痞，瞀闷者。如痞腹胀，加枳实三分，姜朴七分，木香、砂仁各三分。见内伤门。

枳实消痞丸

枳实　黄连各五钱　干生姜二钱　半夏曲三钱　厚朴四钱　人参二钱　甘草炙，二钱　白术三钱　茯苓　麦芽各二钱

为末，蒸饼丸，每五十丸，温水下。

咳逆

气逆也，气自脐下直冲，上出于口而作声之名也。古谓之

哕，今谓之呃，乃胃寒所生，寒气自逆而呃上也。有痰，有气虚，有火，有因饮食太过，填塞胸中，而气不得升降者，或有痰闭于上，火起于下，而气不得伸越者。又有伤寒热病，阳明内实，过期失下，清气不得升，浊气不得降，以致气不宣通而发呃者，此皆实症也。

一方　治痰咳。

陈皮　半夏

上姜五片，水煎服。或以人参芦煎汤吐之。

人参白术汤　治气虚不足咳逆。

人参　黄芩　柴胡　干姜　栀子仁　甘草炙，各两半　白术　防风　五味子　半夏泡

上锉，每服四钱，姜三片，煎服。

一方　治阴火咳逆。

黄连　黄柏　滑石

上用水煎服，益元散亦可。

一方　治咳逆自利。

滑石　甘草　黄柏炒　白芍　人参　白术　陈皮

加竹沥，水煎服。

橘皮竹茹汤　治吐利后胃热咳逆。

橘皮一两　竹茹一两半　甘草炙，二两　枣子二十个　生姜半两　人参半两

上水十碗，煎至三碗，作三次，热服。

消　渴

上消者，肺也，多饮水而少食，大小便如常；中消者，胃也，多饮食而小便赤黄；下消者，肾也，小便频数，浊淋如膏

之状。三消皆禁用半夏，脉洪大者生，微小者死。

治方

黄连末　天花粉末　人乳汁　藕汁　生地黄汁

上将三汁佐以姜汁，入蜜为膏，和二末，徐徐留舌上，以滚白汤少许送之。能食易饥者，加软石膏、黄芩；小便频数，或如膏者，加五味子、知母、黄柏、玄参；若泄泻，先用白术、白芍药炒为末，调服，后服此药。

一方　用缫丝汤饮之，如无缫丝汤，以茧壳煮汤代之，此物属火，有阴之用，能泻膀胱中相火，引气上潮于口。天花粉消渴中神药也。

人参白虎汤　治上消。见伤寒门。

猪肚丸　治中消。

黄连五两　麦冬　知母　瓜蒌各四两　茯神四两

上为末，入雄猪肚内缝之蒸熟，乘热于石臼内杵烂，如干，加炼蜜为丸梧子大。每服百丸，食后米饮下，可以清心止渴。

调胃承气汤　治中消。

大黄四两，去皮，清酒洗　甘草二两，炙　芒硝半升①

上锉，每服临期斟酌多少，先煮二味熟，去柤，下芒硝，再煮二三沸。以利为度，未利再服。

六味地黄丸　治下消。见虚损门。

瓜蒌丸　治消渴。用瓜蒌根薄切，用人乳汁拌蒸，竹沥拌晒，为末，炼蜜为丸弹子大，噙化，或丸小丸，每服百丸，米饮下。

忍冬丸　治消渴既愈之后，须预防发痈疽之患。

---

①大黄……半升：原脱，据《伤寒论》调胃承气汤补。

用忍冬草不拘多少，根茎花叶皆可用，置瓶罐内，用无灰好酒浸，以糠火煨一宿，晒干，入甘草少许，研为细末，以所浸酒打面糊为丸梧子大，每服一百丸，温酒米饮任下。

麦门冬饮子 治膈消胸满心烦，津液短少，消渴。

五味子五分 知母一钱 甘草炙，三分 瓜蒌仁五分 人参一钱 干葛五分 生地黄八分 茯苓七分 麦冬一钱

上水二钟，竹叶十四片，煎一钟，温服。

清心莲[①]子饮 治渴而小便浊，或涩。见白浊门。

六一散 又名神白散。治真阴素被虚损，多服金石等药，或嗜炙煿咸物，遂成消渴。用温水调服，或大渴饮冷者，新汲水调尤妙。

三黄丸 治男子妇人五劳七伤，消渴不生肌肉，妇人带下，手足发寒热者。

春三月：黄芩四两，大黄二两，黄连四两。

夏三月：黄芩六两，大黄一两，黄连一两。

秋三月：黄芩六两，大黄二两，黄连三两。

冬三月：黄芩二两，大黄五两，黄连三两。

上三味，随时加减，为细末，炼蜜丸如大豆大。每服五丸，日三服。不去，加七丸，服一月愈。

加减钱氏白术散 治消渴不能食。

人参 白术 白茯 甘草炙 枳壳炒，各半钱 藿香一钱 干葛二钱 木香 五味子 柴胡各三分

上作一服，水煎服。

茯菟丸 治三消渴通用。

---

① 莲：原作“连”，据本书卷三“白浊”清心莲子饮改。

菟丝酒浸，十四两　北五味子七两　白茯苓五两　石莲肉三两

上为末，用山药六两为末，作糊为丸梧子大。每服五十丸，米饮下。

玉泉丸　治消渴小便频数。

麦冬去心　人参　茯苓去皮　黄芪半生半蜜炙　乌梅去核　甘草各一两　瓜蒌根　干葛各一两半

上为末，炼蜜丸，弹子大。每一丸，温汤嚼下。

伤食

伤食恶食，胸中有物，宜导痰补脾，用二陈汤加白术、山楂、川芎、苍术服之。右手气口脉必紧盛，胸膈痞塞，噫气如败卵臭，亦有头痛发热，但身不疼。伤食必恶食，心口按之必刺痛。

连实平胃散　治伤食发热困倦，心口按之刺痛，服之立效。

黄连　枳实　山楂　神曲　苍术　厚朴　陈皮　甘草

上锉，水二钟，煎八分，通口服。

如虚弱加白术，甚则加人参。

枳术丸　治痞，消食强胃。

白术去梗炒，四两　枳实去穰，麸炒，二两

上为末，荷叶包烧糯米饭，研为糊，丸如桐子大。每服五七十丸，白汤下。

此药久服，能使人胃气强实，虽过食而不能伤也。若加陈皮一两，名陈皮枳术丸，治老幼元气虚弱，饮食不消，或脏腑不调，心下痞闷；若加陈皮一两，酒浸炒黄连一两，名橘连枳术丸，补脾和胃，泻火消痰；若加半夏一两，名半夏枳术丸，治因冷食内伤；若加炒神曲、炒麦芽面各一两，名曲蘖枳术丸，

治勉强多食，致心腹满闷不快；若加木香一两，名木香枳术丸，破滞气，消饮食，开胃进食；若加黄芩四两，酒炒大黄、煨神曲、炒陈皮各二两，名二黄枳术丸，治伤肉食湿面、辛辣味厚之物，填塞闷[1]乱不快，以蒸饼[2]为丸，各量所伤服之。

加味二陈汤 治伤食恶食，胸中有物，宜导痰健脾。

二陈汤加白术、山楂、川芎、苍术，水煎服。

保和丸 治食积脾胃虚者，以补药下之。

山楂蒸去核，二两　神曲炒　半夏　茯苓各一两　萝卜子炒　陈皮　连翘各五钱

上为末，神曲糊为丸。加白术二两，名大安丸。

备急丸 治饮食过多，心腹胀满或疼痛皆治。

大黄　干姜　巴豆去皮油[3]，各一两

炼蜜丸，捣千杵，小豆大，量大小人与之，酒下。

葛花解酲汤 治酒客病，令上下分消其湿。又治饮酒太过，呕吐痰逆，心神烦乱，胸膈痞塞，手足战摇，饮食减少，小便不利。

白豆蔻　砂仁　葛花无以葛根代，各五钱　木香五分　青皮三分　陈皮　白茯　猪苓　人参各一钱半　白术　神曲炒　泽泻　干生姜各一钱

上为末，每三钱，白汤调服。

一方 治心腹膨亨[4]。

---

① 闷：原作“问”，据《内外伤辨惑论》卷下三黄枳术丸改。

② 蒸饼：即馒头。

③ 油：原作“池”，形近而误，据本书“炮制药法”巴豆条改。

④ 膨亨：原作“膨享”，义不通，“享”乃“亨”字形近而误，今据文义改。膨亨，指腹部膨大，即臌胀。

南星姜制，一两五钱　半夏　瓜蒌仁研，一两半　香附便炒，一两　黄连姜炒，三两　礞石硝煅　萝卜子　连翘各半两　麝香少许　陈皮五钱

上为末，神曲糊丸，温水下三四十丸。

丁香烂饭丸　治伤食，又治卒心痛。

丁香　甘草各二钱　砂仁二钱　益智仁三钱　香附五钱　甘松三钱　丁香　三棱　木香　广术炮，各钱半

上为末，汤浸蒸饼丸。每三十丸，白汤下。

木香当归散　实脾，顺气，消食。

川芎　当归　人参　官桂　三棱炮　麦芽炒　干姜　小茴炒　木香　莪术　陈皮　甘草　神曲　枳壳

大便秘，倍加枳壳、槟榔、青皮、厚朴。

上水二钟，姜三片，枣二枚煎，食远温服。相再煎。

神妙列仙散　治饮酒所伤，以致遍身疼痛，腰脚酸跛，手足顽麻，胃脘疼痛，胸膈心下满闷，肚腹膨胀，呕吐泻痢，及酒停，久成一应积聚，黄疸，热鼓，并皆治之。

木香　沉香各一钱　茴香炒　槟榔各二钱　萹蓄三钱　大黄焙，一两　麦芽一两半　瞿麦五钱

上为末，每服三钱。或五更时热酒调下，仰面卧，叉手胸前，至天明取下恶物，小便如血。忌腥冷硬物，米粥调理。

阿魏丸　治脾胃怯弱，过食肉面、生冷瓜果之物，停滞中焦，不能克化，以致心腹刺痛胀闷，呕吐不食，或利或秘，并皆治之。

百草霜三钱　巴豆十四个，去油　阿魏酒浸化　官桂　蓬术　三棱煨　麦芽炒　神曲炒　青皮　陈皮　萝卜子　白术　干姜各五钱　木香一钱

上为末，糊丸绿豆大。每二十丸，伤面，面汤下。伤果物，麝香汤下。

内　伤

补中益气汤　治形神劳役，或饮食失节，劳倦虚损，身热而烦，脉洪大而虚，头痛而恶寒，而渴，自汗无力，气高而喘。

黄芪一钱半　人参　甘草各一钱　白术　归身　柴胡　升麻　陈皮各五分

渴加葛根，嗽加麦冬、五味子。如烦不止加生地、芍药。

上作一服，午前，稍热服。

一方　加黄柏三分　红花三分

升阳顺气汤　治因饮食不节，劳役所伤，腹胁满闷，短气。遇春则口无味，遇夏虽热犹寒，饥常如饱，不喜食冷。

升麻　柴胡各一钱　黄芪一两　半夏三钱　甘草五分　陈皮　人参　神曲　归身各一两　黄柏五分　草豆蔻仁二钱

每服三五钱，姜三片，水煎服。

参术调中汤　泻热补气，止嗽定喘，和脾胃，进饮食。

黄芪四分　桑白皮五分　甘草　人参　茯苓各三分　五味子二十粒　白术五分　地骨皮　麦门冬　陈皮各二分　青皮一分

水煎服。

升阳益胃汤　治脾胃虚弱，嗜卧怠惰，四肢不收。时值秋令行，湿热少退，体重节痛，口舌干涩，饮食无味，大便不调，小便频数，食不消，兼见肺病，洒洒恶寒，惨惨不乐，面色恶而不和，乃阳气不伸故也。

柴胡　白术　茯苓渴去之　泽泻各三钱，去毛　羌活　独活　防风各五钱，以秋旺，故以辛温泄之　人参　甘草　半夏各一两　黄

芪二两　黄连一钱　陈皮四钱　白芍炒，五钱

上每服三五钱，姜三片，枣二枚煎，早饭后温服。

加味补中益气汤　治一切中气不足，脾胃弱，下元虚，腰膝软弱，夜有房劳，服此效。

人参　黄芪蜜炙　白术炒　杜仲炒　牛膝　白芍炒，各一钱　甘草炒，六分　当归酒浸，八分　升麻三分　陈皮七分　柴胡五分　五味子九粒　黄柏炒，一钱　枸杞子一钱

空心，水煎服。

如梦遗加知母、牡蛎各一钱；腹胀加半夏、厚朴；咳嗽加知母、麦冬各八分；泄泻加肉豆蔻、干姜各七分；呕逆恶心加藿香、半夏。

瘢　疹

有色点而无头粒者，谓之瘢；有头粒而随出即没，没而又出者，谓之疹。瘢属风热，挟痰而作；疹属热与痰，在肺。凡丹从四肢入腹者死。又云：瘾疹多属脾，隐隐然在皮肤之间，故言瘾疹也，发则多痒，或不仁者，是兼风兼湿之殊，色红者，兼火化也。热微者赤瘢出，热甚者黑瘢出。赤瘢九生一死，黑瘢十死一生。

通圣散　瘢疹通治，消息随宜。

防风　川芎　当归　麻黄　薄荷　连翘　芒硝　大黄白芍各五钱　黄芩　石膏　桔梗各一钱　滑石三两　荆芥　栀子　白术各三钱　甘草二两

上锉，水煎服。身疼加苍术、羌活；痰嗽加半夏。

消风散　治丹疹属血风血热。

荆芥穗　甘草炙　陈皮去白　厚朴各五钱　白僵蚕炒　蝉蜕去

土炒　人参　茯苓　防风　芎䓖　藿香　羌活

上为末，每服三钱，荆芥茶清调下。

化瘢汤　治伤寒。汗吐下后，瘢发脉虚。

人参　石膏　知母　甘草　白术

上煎，时时服。

一方　加玄参。

又方　用黄瓜水调伏龙肝服，去红点瘢好。

调中汤　治内伤外感而发阴瘢。此无根失守之火，聚于胸中，上熏于肺，传于皮肤，如蚊虫咬形状，而非锦纹也。

苍术一钱半　陈皮一钱　砂仁　藿香　芍药炒　甘草炙　桔梗　半夏　白芷　羌活　枳壳各一钱　川芎半钱　麻黄　桂枝各半钱

上姜三片，水煎服。

消毒犀角饮子　治瘢及瘾疹。

牛蒡子六钱　荆芥三钱　防风三钱　甘草二钱

上水煎服。

玄参升麻汤　治瘢在身，汗下吐后，毒不散，表虚里实，发于外，甚则烦躁谵妄。

玄参　升麻　甘草各等分

水煎服。

一方　伤寒阳症发瘢有四性，温毒发瘢至重，红赤为胃热也，紫黑为胃烂也，一则下早，一则下晚，乃外感热病发瘢也。以玄参升麻、白虎等汤合服之，白虎汤见伤寒门。有内伤发瘢者，胃气极虚，一身火游行于外所致，宜补以降之。

黄　疸

不必分五疸，同是湿热，面黑黄色而渴者，不治。

茵陈五苓散

黄芩　黄连　山栀子　茵陈　猪苓　泽泻　苍术　青皮　龙胆草各等分

有积加莪术、三棱、砂仁、陈皮、神曲。

上水二盏煎。

胃苓汤　治疸好。

滑石　苍术　陈皮　厚朴　甘草　白术　官桂　茯苓　猪苓　泽泻

上清水煎服。

黄疸方　真阿魏，黑如糖饧者是。每服五分，酒磨下，不过二服。

又方　地骨皮四两　木通一两　车前子四两，研烂

上三味，用阴阳水各一碗煎，露一宿，空心服。

搐鼻法　治黄疸，遍身如金黄色。

瓜蒂二钱　母丁香　大黄一两，醋炒　黍米五分　赤小豆五分

为细末，每夜两鼻搐之便睡，次日①取下小便愈。

泄　泻

有湿，有火，有气虚，有痰积，食积。

胃苓汤　治感暑湿夹食，泄泻烦渴，兼食瓜果太多，肚腹疼痛作泄。

苍术　厚朴姜制　陈皮　甘草　白术　茯苓　猪苓　泽泻各一钱　肉桂五分　盐少许

上水一钟半煎。

---

① 日：原作“目”，形近而误，据文义改。

一方　治湿泄。水泄，腹不痛是也。

猪苓　泽泻　白术　苍术　赤茯苓各等

上水一钟半，煎服。

一方　治火泄。腹痛泄水，肠鸣，痛一阵泻一阵是也。即上方加黄芩是。

一方　治食积泄泻。痛甚而泄，泄后痛减者是。

陈皮　半夏　茯苓　甘草　泽泻　厚朴　苍术　白术　山楂　神曲

上水一钟半煎。

一方　加大黄作丸服，下之。

一方　治气虚泄。完谷不化者是。

人参　白术　白芍　升麻　甘草

上水煎服。

一方　治痰积泄。或泄或不泄，或多或少者是。

海粉　青黛　黄芩

上为末，神曲糊丸梧子大。每二三十丸，姜汤送下。

益元散　治暑湿泄泻，及大人小儿痢疾，俱好。加红曲丸，治红痢；去红曲，加干姜，姜汁丸，治呕吐泻泄似霍乱者。方见中暑门。

一方　治暴泄不止，小便不通。用车前子炒为末。每服二钱，米饮调下，其根捣汁服，止泄。

升阳除湿汤　治脾胃虚弱，不思饮食，肠鸣腹痛，泄泻无度，小便黄色，四肢困弱。

升麻　柴胡　防风　神曲　泽泻　猪苓各五钱　苍术一两　陈皮　甘草　大麦芽面各三钱

上作十贴，水煎，饭后热服。胃寒肠鸣加益智仁、半夏、姜（煨）三片，枣一枚煎，非肠鸣不用益智。

一方　加羌活、白术。

治年久脾泄方

白术一两　茯苓八钱　人参三钱　甘草三钱　木香二钱　莲肉四两，去心微炒　砂仁二钱

上为末，以陈糯米一升，炒熟为末，拌匀，或蜜，或沙糖调服。虽年久，半料即愈。

一方　治泄。

白术　苍术各一钱二分　赤茯苓一钱半　泽泻　陈皮各一钱　猪苓　厚朴各八分　甘草　黄连各五分　半夏一钱　肉桂三分

腹痛加白芍，夏月加黄芩。

上水一钟半，姜三片煎。

参苓白术散　治脾胃虚弱，泄泻。

石莲肉　薏苡仁　砂仁　桔梗各半斤　白扁豆姜汁炒，十二两　白茯苓　人参　甘草炙　白术　山药各一斤

上为末，每服三钱，枣汤调下。

一方　治泄泻。用五倍子为末，白汤调服。

又方　治水泄无度。干姜末、米粥调服二钱。

柴苓汤　治泄泻发热。

又方　治伤寒泄泻者好。

天仙子

治肠滑久泻不止，大人五分，小人二分，和面作焦饼服，极收涩。

桂苓白术散　治暑渴，湿热吐泻，转筋腹痛。小儿亦可服。

官桂　白术　猪苓各五钱　茯苓　泽泻各一两　甘草炙　石膏　寒水石各二两　滑石四两

上为末，每服二钱，热汤或新汲水或姜汤，俱可调服。

一方　治大小人泄泻及各色痢疾，风湿疼痛，俱可贴，亦贴咳嗽。

苍术　防风　白芷　羌活　当归　川芎　官桂　杏仁　苦参各五钱

用真香油一斤四两，炸上药黄色，称净油一斤，入丹半斤熬，用加乳香、没药各三钱，收用。

一方　治年老虚弱，少年久泄虚弱甚，宜服。亦止久痢。

肉豆蔻煨　白术土炒　茯苓各一钱　甘草炙，五分　木香二分　诃子煨，八分　人参七分　陈皮七分　神曲五分

上水二钟煎。

又方　莲肉焙　山药炒　芡实面　鸡头粉　白术土炒

上为末，入沙糖，随意干食。

封脐法　治大人小儿久泻不止及自汗不止。五倍子为末，入麝香少许，封于脐中。

痢　疾

初得，元气未虚，必推荡之，此通因通用之法。脉沉小者，易治；大数者，难治；又脉滑大浮弦急死；沉细无害。

小承气汤　治痢疾初发，积气盛，腹痛难忍，或作胀闷，里急后重，数至圊而不能便，窘迫之甚。五日后气虚及年老衰弱者，不宜下。

大黄三钱　厚朴二钱　枳实一钱五分

水煎，食前热服，以利为度，未利再服。

加减胃苓汤　治暴痢赤白相杂，腹痛里急后重。

厚朴　苍术　泽泻　茯苓　猪苓各八分　陈皮　甘草　白术

黄连各一钱　木香三分　槟榔五分

上水二钟，煎服。

一方　治赤痢。

生地　黄柏　芍药　地榆　白术各等分

上水煎。如腹痛加枳壳、厚朴；后重加滑石、木香、槟榔；热加黄芩、山栀；腹疼甚加没药。

一方　治白痢。

苍术　白术　神曲　茯苓　地榆　甘草各等分

上水煎服。如腹痛加枳壳、厚朴；后重加木香、槟榔。

升阳除湿汤　加木香治痢如鱼冻者，最效。见湿门。

益元散　治中暑毒痢，又治小儿痢，效。

参苓白术散　治久痢及脾胃虚弱，不进饮食，或呕吐泄泻，开胃进食。

人参　茯苓　白术　白扁豆　山药　莲肉　砂仁　桔梗　甘草　薏苡仁

噤口痢加石莲肉，同前药为末，陈米汤调服。

胃风汤　治风入肠胃作痢，或赤或白，或如豆汁，或痢久人弱脉虚，色如陈腐，将危者，亦能救治。

人参　白术　茯苓　川芎　芍药　当归　羌活　防风　黍米

上水二钟煎。

一方　有官桂无羌活、防风。腹痛加木香。

加味四物汤治下痢纯血，久不愈，属阴虚。

当归　川芎　芍药　生地　槐花炒　黄连　桃仁各等分

上水煎服。

人参败毒散　治热加黄芩，噤口痢加陈仓米、莲肉七枚。见伤寒门。

一方　治痢劫剂。用生石灰、枯白矾各等分，面糊丸黄豆大，空心三丸。白痢烧酒送下，红痢甘草汤下。

一名白玉丸。

胜金丹　治痢。

干姜、黄蜡各等分，化蜡为丸芥子大，每服二七丸。白痢酒送下，红痢井水下。

一方　治噤口痢。

人参二分，黄连二分（姜炒），浓煎，细细呷之，但一呷下咽即食。

紫金锭　治赤痢凉水磨下，白痢姜汤磨下，垂死者以水磨，即愈。

刘草窗治虚弱人不进饮食者。

人参三钱　白术二钱半　茯苓二钱　芍药一钱半　神曲七分　升麻五分　苍术一钱

上水煎服。后重加木香三分，槟榔七分，黄连七分，泽泻六分，甘草五分，防风一钱，当归一钱，滑石五分；下痢大孔痛甚，黑矾炒，布包熏，数次妙。

一方　治痢久肠滑。

米壳生　石榴皮　甘草　萝卜子各等分

上水一钟煎。

真人养脏汤　治大人小儿冷热不调，下痢赤白，或如脓血、鱼脑髓，里急后重，脐腹疞痛，脱肛坠下，酒毒便血，并治之。

米壳去蒂蜜炙，三两六钱　人参　当归各六钱　甘草一两八钱　肉桂八钱　诃子一两二钱　木香三两四钱，不见火　白术炒，八钱　肉豆蔻面裹煨，五钱　白芍一两六钱

上水二钟煎。脏寒加附子。

导气汤　下痢脓血，里急后重，开胸膈，进饮食，破滞气，散内热。

芍药一两　当归五钱　大黄二钱　黄连一钱　黄芩二钱　木香　槟榔各一钱

上水二钟煎。

木香槟榔丸　治痢疾里急后重，开胸膈，破滞气，散内热，进饮食。

木香　槟榔　青皮　陈皮　广术　枳壳　黄连　黄柏　大黄各五钱　黑牵牛　香附米各二两

上为末，水丸梧子大。每六七十丸，温水送下。

一方　有三棱、黄芩、当归。

百中散　治一切痢疾。

米壳三两，水浸，少顷提起，去沫①后，用白蜜炒黄色，厚朴切碎，以姜汁拌匀，炒令香熟净，称三两，同为细末。每服一茶匙，以清米汤少加蜜调下。

调中汤　治痢不拘新久，红白杂下，里急后重，腹痛。

苍术　白术　当归　白芍　滑石　青皮　黄芩　黄连姜炒　生地各一钱二分　槟榔六分

上水二钟，煎服。

升阳除湿汤　治痢疾久而不愈，阳气下陷。见泄门。

六陈汤劫剂

青皮　陈皮　干姜　甘草　乌梅　米壳

上水煎，空心服。

一方　治寒痢，青色为寒。用切干姜如豆大，米饮服六七

---

① 沫：原作“漠”，音近而误，据文义改。

十粒，日三次用。

一方　治血痢神妙。干姜火内烧黑，磁碗地下放冷，为末。每服一钱，米饮调下。

升阳除湿防风汤　治大便秘，或里急后重，数至圊而不能便，或少有白脓，或少有血，慎勿利之，升举其阳，则阴气自降矣。

苍术四两　防风三钱　白术一钱　茯苓一钱　白芍一钱

每服一两，先将苍术片入水二碗，煎至一碗半，入诸药同煎至一碗，空心服。

芍药汤　治下血调气，溲而便脓血。知气行而血止则便自愈，调气则后重除。

白芍一两　当归　黄连　黄芩各五钱　官桂二钱半　槟榔　大黄各三钱　甘草炙　木香各二钱

每服五钱，水煎。如痢不减，渐加大黄；如汗后脏毒，加黄柏五钱。

一方　噤口痢，百发百中。

鹿角二两（煅存性），为末，大人三钱，小人一钱，酒调送下，不过一时即食。

一方　治赤痢及噤口痢，阳毒太甚。酒一碗，黄连三钱姜炒过煎，空心温服。

罨脐法　治毒热痢久不止，呕恶不食，热气上攻，噤口不食。用田螺一个，连壳捣烂，入麝香少许，罨脐内，外用膏药封之。

治赤白痢**木香丸**。

木香三钱　青皮去穰，六钱　砂仁二十四个　巴豆二十一个，针穿灯上烧存性　杏仁十四个，去皮尖　乌梅二十四个，去核　黄蜡上为末，巴豆、杏仁另研，和匀，溶蜡为剂，临用旋丸麻子大。每十丸至二十五丸，量大小虚实用。红痢甘草汤下，白痢干姜汤下，赤白痢甘草干姜汤下。忌腥冷油腻。

香连丸

黄连去须净，锉碎，二十两，用吴茱萸十两同拌，以沸汤少许，闷掩一伏时，同炒香熟，去萸用连　广木香四两八钱，不见火

末之搜匀，用鸡子清少入醋，糊丸如桐子大，每服五十丸，白汤送下。

疟　疾

无汗者要有汗，散邪为主带补；有汗要无汗，正气为主带散。疟脉多弦，弦数多热，弦迟多寒。亦有病久脉极虚，微之中少见弦，但不搏手，细察可见也。弦如刀刃者死，弦小者生。

清脾饮　治脾疟脉来弦数，热多寒少，口苦咽热，小便赤涩。

青皮　厚朴各七分　白术　茯苓各一钱　黄芩一钱二分　柴胡一钱半　草果七分　甘草五分

如有汗以白术、茯苓为君；热多加黄芩、柴胡；寒多加半夏、草果；渴加知母、麦门冬、天花粉。

上水二钟，姜三片煎。

柴平汤　治热多寒少者，最效。治疟寒热交作，胸膈痞满，饮食不进，头目昏眩。

人参　柴胡　黄芩　半夏　甘草　苍术　陈皮　厚朴　川芎　草果各等分

上水煎服。

人参养胃汤　治久疟、虚疟，或间一日一发，或三五日一

发，寒多热少者。

人参一钱 半夏八分 陈皮八分 甘草五分 茯苓八分 藿香一钱 厚朴一钱 苍术八分 草果七分

用生姜四两，捣取汁，露一宿，次日早晨用枣二枚，乌梅一枚，水煎，入上姜汁，温服。

加味补中益气汤 治人平素不足，兼以劳役内伤，挟感寒暑，以致疟疾寒热交作，肢体倦软，乏力少气。

黄芪一钱 半夏 芍药 人参 白术 当归各八分 甘草五分 升麻三分 柴胡一钱 陈皮七分

有汗及寒重加桂香；热盛倍①加柴胡、黄芩；渴加麦门冬、天花粉。

上作一服，水二钟，姜三片煎。

小阿魏丸

五月五日午时取独蒜，不拘多少，捣烂，入黄丹再捣匀，手搓为丸圆眼核大，晒干。但疟疾二三日发后，临发日鸡鸣时，以一丸搥碎，井华水面东服之。

红丸子 治食积疟。

三棱 莪术 青皮 陈皮各五钱 干姜 胡椒各三钱

上为细末，醋煮，面糊丸梧子大。红矾为衣，每服三十丸，姜汤送下。

一方 治疟母。此药消导积块。

青皮 桃仁 红花 神曲 麦芽 鳖甲醋炙 黄连 三棱 莪术 柴胡 陈皮 甘草 海粉 香附米

并用醋煮为丸梧子大。每五七十丸，空心，温水送下。

---

① 倍：原作"培"，据《万氏家抄方》卷二加味补中益气汤改。

一方　常山饮。

草果　槟榔　常山　陈皮　青皮　杏仁　乌梅　厚朴各等分

上水煎，露一宿，临发日五更时服。

一方　用白芷、南星、常山各二钱，用无根一抛水煎，露一宿，发日五更服。

露姜饮　治脾胃受湿聚痰，发为寒热疟疾。用生姜四两和皮捣绞汁，露一宿，发日五更冷服。

又方　常山饮。

知母　贝母　常山　草果　槟榔各等分

上水煎，露一宿，发日五更服。

寒多万安散　治一切疟疾，寒多热少，必须先用此药发散，然后用四兽之类截之。因食，倍加草果。

苍术　厚朴　陈皮　槟榔　常山酒浸　草果　甘草

水煎，露一夜，五更服。

七宝饮　治一切疟疾，无问寒热多少，及山岚瘴气。又治疟寒多热少。

厚朴　陈皮　甘草　草果　常山　槟榔　青皮

上水酒各半煎，发日五更服。

六合汤　治疟热多寒少，止截之剂。

人参　知母　草果　贝母　乌梅　白芷　槟榔　常山各等分

上姜三片，枣二枚，水酒各半煎，露一宿，五更服。

疟疾神效方

常山　厚朴　半夏　茯苓　草果　槟榔　陈皮　甘草少许

渴加乌梅一个，久者加僵蚕七个。

上水二钟，姜三片煎，露一宿，发日五更服。

又**朱砂丸**

朱砂一钱（好者，水飞过），枣肉为丸圆眼核大，临发之日五更酒送下。

有痰吐痰，有积去积，永不发。

四兽饮 治五脏气虚，喜怒不节，致阴阳相胜，结聚涎饮，与卫气相搏，发为疟疾。

人参 白术 茯苓 橘红 草果仁 半夏 枣子 生姜 乌梅各一钱 甘草五分

上加盐少许淹食，须用厚皮纸裹了，以水湿之，慢火炮令香熟，焙干。每服半两，水二钟，煎至六分，未发时并进数服。

水肿

水肿之证，有阴有阳。察脉观色，问症须详。阴脉沉迟，其色青白，不渴而泄，小便清涩。脉或沉数，色赤而黄，燥粪赤溺，兼渴为阳。又遍身皮肤光肿如泡，手按成窟，举手即满者，是因脾虚不能制水，水渍妄行故也。法当补脾，使脾气得实则自健运，切不可下。忌食羊肉。腰已上肿，宜发汗；腰已下肿，宜利小便。

治方

陈皮 半夏 茯苓各一钱 甘草炙，三分 人参 白术 苍术各一钱 麦冬五分 山栀五分 猪苓 泽泻各五分

若腹胀少佐厚朴；气不运加木香、木通；夏月加香薷；气若下陷加升麻、柴胡；有热加黄芩；产后必须大补气血为主，少佐苍术、茯苓。女人胎肿不须治。

上水二钟，姜三片煎。

五皮散 治肿烦渴，小便赤涩，大便闭，此属阳水，宜此治，面肿尤妙。

陈皮　桑白皮　生姜皮　大腹皮　茯苓皮

每服五钱，水煎。

实脾散　治肿不烦渴，大便溏，小便少不涩，此属阴水。

厚朴　白术　木瓜　大腹子　附子　木香　草果　茯苓　干姜各一两　甘草五分

上水二钟，姜五片煎。忌盐酱，甜物少用。

加味枳术汤　治气为痰饮所隔，心下坚胀，此属气分。

枳壳　白术　紫苏梗叶　官桂　陈皮　槟榔　桔梗　木香　五灵脂各三分　半夏　茯苓　甘草各一分半

上水一钟半，生姜三片，煎服。

不治症

先四肢肿，而后归于腹，大便滑泄，唇黑，缺盆平，脐突，肉硬。男从脚下肿上，女从面上肿下，皆不治。

一方　用赤小豆及各色豆子煎汤，遍身热洗数次，大小便下恶物效。

退肿消毒散　治积水，惊水。饮水过多停积于脾或四肢及身热。

萝卜子炒　小豆各五钱　甘草二分　陈皮五钱　木香二钱半

每服二钱，姜二片煎。

理气化滞健脾汤

木香七分　陈皮一钱　厚朴炒，八分　猪苓一钱　葶苈炒，七分　香附炒，一钱　枳壳炒，一钱　白茯一钱　大腹皮五分　白术炒，一钱　栀子炒，七分　商陆五分　木通五分

姜三片，水煎服。

胃苓汤　治下部湿，胞囊及阴茎肿大加木通、栀子煎服好。见泄门。

一方　治水肿鼓胀有效。

苦葶苈　甘遂面裹煨熟，水浸冷用　商陆根　大戟各二钱半　大黄　芫花炒，各三钱　轻粉少许　黑牵牛头末一两

上为末，入轻粉再研，温蜜水调下二钱。忌生冷盐酱一百日，取下黑黄臭水为效。

一方　五月五日不见日取蝼蛄，不拘多少，焙干。凡一病用七个为度。先用七个头，研为末，治上；次用腹研末，治中；再用足研为末，治下。每食前好酒调下。

一方　治肿，黑牵牛头末，槟榔（为末），等分。如取虫积，沙糖水调下。忌盐酱生冷百日。

上为末，每服三钱，好酒空心调下，利去水三五次，其肿自消。

一方　水肿从脚下起则杀人。用赤小豆一斗，水二斗，煮令极烂，取汁四五升渍膝下。若以入腹，但服小豆，勿杂食豆，亦愈。

葶苈木香散　治湿热内外甚，水肿腹胀，小便赤涩，大便滑泄。此药下水湿，消肿胀，止泻，利小便之圣药也。

又方　治疝气并偏效。

葶苈　赤茯苓　猪苓　白术各二钱五分　木香五分　泽泻　木通　甘草各五钱　官桂二钱五分　滑石三两

上为末，每服三钱，白汤调服。煎服亦可。

水肿主方

五加皮　大腹皮　枳壳　青皮　茯苓　防己各等分

上一钟半，姜三片煎。

伤食脾虚，泄泻后发肿，加炒白术、苍术、麦芽，去枳壳；气肿加萝卜子、槟榔（炒）；小便不通加木通、灯心、车前子、

琥珀末；伏中湿热加栀子、苍术；上部三阳，肾手浮肿，风湿宜汗，加麻黄、荆芥、葱白；足部三阳，腰腹肿，宜下，加黑牵牛、葶苈、芫花。俱宜淡口味，静心减欲，断厚味。

四苓五皮散　治病后虚肿。不服水土者，尤宜。

白术　泽泻　猪苓　苍术　木通　茯苓皮　五加皮　大腹皮　地骨皮　桑白皮　青皮

加灯心。如气胀加木香磨入；不欲食，砂仁、麦芽；心下闷，加槟榔、青皮，再加生姜皮尤好。

水煎服。

十枣丸　治水气浮肿，上气喘急，大小便不通。

甘遂　大戟　芫花醋炒

上为末，枣煮熟去皮核，为丸。每四十丸，清晨热汤下，利黄水为度，未利再服。

续随子丸　治遍身浮肿，喘闷不快。

人参　防己　赤茯炒　木通　木香　槟榔　续随子　海金沙另焙，各五钱　苦葶苈四两

共为末，枣肉丸梧子大。每服五十丸，桑白皮汤送下。

香平散

香附、黑牵牛、三棱、莪术、干生姜等一斤，入平胃散末半斤。

每服二钱半，滚白水或姜汤调下。

海金沙散　治水肿要方。

海金沙一钱　白术一钱　苍术八分　厚朴一钱　陈皮八分　泽泻七分　猪苓七分　茯苓皮一钱　五加皮五分　生姜皮五分　大腹皮五分　商陆七分　甘草皮五分

上水二钟，煎至一钟，稍热服。相再煎服。

三花神佑丸 见湿门。

鼓胀

鼓胀，外坚中空，似鼓也。理宜补脾，又须养肺金，以制肝木，使脾无贼邪之虑。滋肾水以制相火，使肺得清化之令。却盐味以防助邪，断妄想以保母气。切不可下，宜远音乐，断厚味，戒暴怒，无有不安。脉浮大而滑实者生，濡小而虚微者死。胀满脉弦，脾制于肝。洪数热胀，迟微冷寒，浮为虚满，紧则中实，浮则可治，虚则危恶。

治方

人参八钱　白术一钱　陈皮一钱　苍术一钱　厚朴姜制，五分　泽泻五分　麦门冬五分　白茯苓一钱

上水一盏半，煎服。

若朝急暮宽者，倍人参、白术，肥白人气虚者同；若朝宽暮急者，加姜炒黄连、归身、酒芍药、香附、川芎、生地黄，去人参，黑瘦人气热者亦同；气下坠者，宜加升麻；日夜急，气血皆虚，俱补之；如脉实坚人壮盛者，或按之不坚不痛，则可下之，消之，次补之。

治一切蛊胀并气虚中满单腹胀方

茯苓皮　草果皮　五加皮　大腹皮　甘草皮　牡丹皮　地骨皮　生姜皮　木通皮　木瓜皮　大腹子　车前子　葶苈子　菟丝子　紫苏子

上各等分，水二盏，煎至八分服之。如要断根，将十五味药等分为细末，各一钱五分，用雄猪肝一个，不见水者，先用温水煮一滚取出，用竹尖钻孔数个，入药在内，蒸熟切片，捣蒜蘸食之。不过一二个，永不发也。

一方　治鼓胀气满。用苦丁香为末，枣肉为丸梧子大。每服三十丸，空心枣汤下，三服见效。

广茂溃坚汤　治中满腹胀，内有积块，坚硬如石，令人坐卧不安，大小便涩滞，上气喘促，遍身虚肿。

厚朴　黄芩　益智　草豆蔻　当归各五钱　黄连六钱　半夏七钱　广术　升麻　红花酒洗　吴茱萸各二钱　甘草生柴胡　泽泻　神曲炒　青皮　陈皮各三钱

渴加葛根。

每服七钱，姜三片，水煎。

一方　鼓胀。用家旱蛤蟆两三个，装入公猪肚子内，蒸熟食之好。

一方　治气鼓胀满。

苍术二两　南木香一两　黑矾少许

上清水煎服。

一方　治气鼓水肿及大便不通。用头上有盖蜣螂，每一个入巴豆仁一个，烧存性，研细末。酒调四分，空心服。利去水妙。

一方　牛黄一分　道人心即老柳内心，一钱，焙干　巴豆一钱，去油

共合一处丸。每服七丸，黄酒送下。

一方　治肿胀。

海金沙　厚朴　茯苓皮各一钱　白术　苍术各八分　陈皮　泽泻　猪苓　桑白皮各七钱　五加皮　生姜皮　大腹皮　甘草各五钱　商陆七钱

上水二盏，煎服。

卷之三

痓[①] 病

多是气弱，有火兼痰，宜人参、竹沥之类。切不可作风治，兼用风药。大率与痫病相似，比痫病为甚。为虚，宜带补。广按：痓病发作则通身而战掉，皆因气虚挟痰火所致，正犹火炎而旋转也。火能燥物而使气液之不足。世人不谙，误认为风而用风药，风能胜湿，是不足中而又见损也。

《玉匮金钥》曰：休治风，休治燥。治了火时风燥了。夫火为风燥之本，能治其火，则是散风而润燥，何风燥之有哉！此痓症所以宜补气液而兼散痰火也。以四君、二陈、天花粉、南星、黄芩、黄柏多取效，继以安神丸。

痫 病

颠痫之脉，浮洪大长，滑大坚疾。痰蓄心狂且如痫，因惊而得。惊则神不守舍，舍空而痰聚也。惊与痫宜吐，大率行痰为主，用黄连、南星、瓜蒌、半夏，寻火寻痰，分多分少，治之无不愈。有热者，以凉药清其心。有痰必用吐药，吐后用东垣安神丸、龙荟丸，正宜服。

通泄散 治风涎暴作，气塞倒仆。

苦丁香（为末）三钱，加轻粉一字，水半合，调灌。良久，涎自出。未出，含沙糖自出。

---

① 痓（chì 翅）：一般认为即指痉病。筋脉拘挛强直之证。但文中“广按”指为“战掉”之证，有所差别。

坠痰丸 治风痫。

天南星九蒸九曝，为末，姜汁糊丸。每二十丸，人参、菖蒲、麦冬煎汤下。

五痫丸 治癫痫发作，不问新久，并宜治之。

全蝎去毒，炒，二钱 皂角四两，槌碎，水半升，与白矾同熬干 半夏汤泡七次，二两 南星炮，一两 乌蛇酒浸一夕，去骨，焙 白附子炮，半两 雄黄一钱，另研 白矾一两 蜈蚣半条，去头足，焙 朱砂二钱半，另研 麝香三钱，另研 白僵蚕一两半，炒，去丝

上为末，姜汁煮糊为丸梧子大。每三十丸，姜汤送下。

引神归舍丹 治心气不足，并治心风。

附子一个，重七钱以上，炮，去皮脐 朱砂一两，水飞 大天南星二两，生用

上为末，用猪心血并面糊丸如梧子大。煎萱草根汤下，子午之交各一服。

追风祛痰丸 治诸痫暗风。

防风 天麻 僵蚕炒，去丝、嘴 白附子煨，各一两 白矾半两 南星三两，一半化白矾水浸，一半用皂角浆水浸 半夏汤洗七次，晒干为末，分作二分，一分用生姜汁作曲，一分用皂角洗浆作曲

上为末，姜汁糊为丸梧子大。每七八十丸，薄荷汤或淡姜汤食远下。

朱砂安神丸 治心烦懊侬，心乱怔忡，胸中气乱，心中痞闷，食入反吐出。

朱砂四钱，研 黄连末五钱 生甘草二钱半

上为末，蒸饼①丸如黄米大。每十丸，唾津咽下。

---

① 蒸饼：馒头类面食。

滚痰丸 治膈痰太甚，作痫。见痰门。

龙荟丸 治肝火太甚，作痫。见胁门。

男妇风邪颠痫，或狂走不知人事。

辰砂一两 雄黄一两 大附子一个，重一两

上为末，猪心血为丸梧子大。每服九丸，菖蒲汤下。

一方 治风痫。久服，其痰随小便出。

明矾 细茶各等

上为末，炼蜜丸梧子大。每三十丸，茶清下。

颠 狂①

《脉诀》：颠痫之脉，浮洪大长滑大坚疾，痰蓄心狂，脉虚者可治，实则死。又曰：脉乍大乍小，乍长乍短，此皆邪脉，神志昏乱。癫属阴，狂属阳，癫多喜而狂多怒，大率多因痰结于心胸间，治当治心神，开痰结。亦有中邪而成此疾，则以治邪法治之。癫者，神不守舍；狂言，如有所见，经年不愈。心经有损，是为真病。如心经蓄热，当清心除热；如痰迷心窍，当下痰宁志。若颠哭呻吟，为邪所凭，非狂也。烧蚕纸，酒下方寸。卒狂言鬼语，针大拇指甲下，即止。狂之为病，少卧而不饥，笑傲好歌乐，妄行不休。颠之为病，意常不乐。直视，仰面曰僵，覆面曰仆。脉三部阴阳俱盛，大率多因痰结于心胸间，治当镇心神开痰结，同痫法。

控痰丹 治痰迷心窍，时时颠狂，如有所见。

甘遂去心 紫大戟去皮 白芥子各等

上末，煮面糊丸梧子大，晒干。临卧姜汤下，或热水下三

① 颠狂：心神违乱、举止错乱之证。

十丸，利去痰饮为愈。

叶氏雄朱丸 治男子妇人因惊忧失志，或思虑过度，气结不散，积成痰涎，留在心包，穰塞心窍，狂言妄语，叫呼奔走。常服安魂定魄，补心益气。

朱砂一钱半 白附子一钱 雄黄明净者，一钱半

上为细末，猪心血丸梧子大，别用朱砂为衣。每三丸，人参菖蒲汤下。

一方 治狂邪无时，披头大叫，欲杀人，不避水火。

用苦参为末，炼蜜丸梧子大。每服十五丸，煎薄荷汤下。

茯神散 治妇人心虚，与鬼交通，妄有所见闻，言语错乱。

茯神一两半 茯苓 人参 石菖蒲各二两 赤小豆半两

上每服八钱，水一钟半煎。食前通口温服。

宁神化痰汤 治男子妇人因气恼或遇事受惊，神出舍空，痰留心窍，心神不明，妄言叫呼，奔走失志等疾。

南星 半夏 橘红 赤茯 桔梗 枳壳 甘草 香附 乌药 人参 菖蒲 茯神各等 皂角少许

水钟半，生姜七片煎。

惊悸 怔忡

心中惊悸，脉必代结。饮食之悸，沉伏动滑。惊悸者血虚，惊悸有时，以朱砂安神丸。怔忡者血虚，怔忡无时。血少者，多有思虑便动，属虚。时作时止者，痰因火动。瘦人多是血少，肥人多是痰。寻常者，多是痰。真觉心跳者，是血少，四物朱砂安神之类。怔忡者心中不安，惕惕如人所捕。

茯苓饮子 治痰饮蓄于心经，怔忡不已。

赤茯苓 半夏 麦门冬 陈皮各一两 沉香不见火 甘草

槟榔各五钱

上每服八钱，姜三片，水煎服。

养心汤 治忧愁思虑伤心，惊悸不宁。治停水怔忡，加槟榔、赤茯苓。

黄芪 白茯 茯神 半夏曲 当归 川芎各五钱 甘草四钱 辣桂 远志去心，姜汁炒 柏子仁 五味子 酸枣仁 人参各二钱半

上每服三钱，姜三片，枣一枚煎。

加味定志丸 治痰迷心膈，惊悸怔忡。

远志二两 人参一两 菖蒲二两 白茯三两 琥珀 郁金各一两

上为末，炼蜜丸梧子大，朱砂为衣。每三十丸，米汤下。

加味朱砂安神丸 治血虚，心烦懊侬，惊悸怔忡，胸中气乱。

朱砂五钱，飞，另研 黄连酒洗，六钱 甘草炙，二钱半 生地一钱半 当归二钱半

上四味为末，蒸饼丸黍米大，朱砂为衣。每五十丸，唾津送下。

益荣汤 治思虑过度，耗伤心血，天君①不宁，怔忡恍惚，夜多梦寐，小便赤白浊。

当归 黄芪 小草 酸枣仁炒 柏子仁炒 麦冬去心 茯神去木 白芍 紫石英各一两，另研 木香不见火 人参 甘草炙，各五分

上每服四钱。水一钟半，姜五片，枣一枚煎。

健忘丹 治心虚损，遇事多惊，作事健忘。读诵诗书健忘，犹可服。

远志去心，一两 石菖蒲去毛，一两 黄连姜炒，五钱 归身酒

---

① 天君：指心。

洗，二两　枸杞甘州，二两　酸枣仁炒，一两　麦冬去心，一两　甘菊花五钱　生地黄五钱　人参五钱

上炼蜜丸，朱砂三钱为衣。每五十丸，茶下。

天王补心丹　宁心保神，益血固精，壮力强志，令人不忘。除怔忡，定惊悸，清三焦，化痰涎，祛烦热，疗咽干，育养心神。

人参去芦，五钱　当归酒浸，一两　五味子一两　麦冬去心，一两　天冬去心，一两　柏子仁一两　酸枣仁炒，一两　白茯苓去皮，五钱　玄参五钱　丹参五钱　桔梗五钱　远志去心，五钱　生地酒浸，四两　黄连酒炒，二两

上为细末，炼蜜为丸梧桐子大。朱砂五钱，另研为衣。煎灯心竹叶汤，临卧下。

一方　多石菖蒲、熟地黄、杜仲、百部、茯神、甘草六味。

归脾汤　治思虑过度，劳伤心脾，健忘怔忡。方见下血门。

虚　损

《脉理提纲》曰：气虚脉细，或缓而无力，左手弱；血虚脉大，或数而无力，右手脉弱。阳虚脉迟，阴虚脉弦，真气虚，脉紧指。男子久病，气口脉弱则死，强则生；女人久病，人迎脉强则生，弱则死。

四君子汤　补气，和胃，进食。

白术去梗，米泔浸，切，土炒，用白者　人参去芦　白茯苓去皮　甘草炙，各等

水煎，温服。

四物汤　补血，活血，调经。

当归去芦，酒洗　白芍药酒炒　川芎　地黄男子多用熟，女人多

用生，酒制

水煎，温服。

八物汤 平补气血，调和阴阳。

即四君子、四物汤，二方合用。

十全大补汤 治男子妇人诸虚不足，五劳七伤。此药性温平补，常服生气血，壮脾胃。

即前四君子、四物汤内加黄芪、肉桂。姜三片，枣二枚，水煎，温服。

养神汤 治勤读诵，劳苦。清爽精神。

天门冬去心 麦门冬去心，各一钱 归身一钱 丹参五分 贝母去心，一钱 黄连五分 白术一钱 知母去毛，酒炒，一①钱 陈皮一钱 菖蒲五分 五味子九粒

姜三片，水煎，食远服。

柴胡四物汤 治血虚阴虚，午后或夜分发热。

即四物汤合小柴汤相合服。有汗加地骨皮，无汗加牡丹皮。

双和散 补益气血。治虚劳少力，大病后宜服。

黄芪一两 地黄一两 当归一两 川芎一两 桂七钱半 芍药七钱半 甘草炙，八分 人参二钱

上水一钟半，生姜三片，枣一枚煎，温服。

黄芪益损汤 治诸虚劳倦。

肉桂 地黄 半夏 甘草各三钱 石斛 当归 川芎 黄芪 白术各一两 芍药一两半 五味子五钱 木香三钱

热加柴胡。

姜五片，枣二枚，水煎服。

---

① 一：原脱，据《济阳纲目》卷五十五养神汤补。

补阴散 即滋阴降火汤加麦门冬、远志去心。一切虚损俱宜服，作丸服亦好。

一方 治阴虚火动，盗汗发热，咳嗽唾血，身热脉数，肌肉消瘦，色欲成劳者。

川芎一钱 地黄一钱 芍药炒，一钱三分 当归一钱三分 黄柏蜜水拌炒，七分 知母蜜水拌炒，一钱 甘草炙，五分 白术一钱三分 天冬去心，一钱 陈皮七分 干姜炒黑，三分

姜三片，水煎服。

梦遗精滑，加牡蛎、龙骨、山茱萸；若咳嗽盛，加桑白皮、瓜蒌仁、马兜铃、五味子；若痰盛，加姜半夏、瓜蒌仁；若盗汗，加牡蛎、酸枣仁、浮小麦；若潮热盛，加桑白皮、沙参、地骨皮；若赤白浊，加白茯苓一钱，黄连五分；若衄血、咳血，加桑白皮、黄芩、栀子；若嗽血、痰血，加桑皮、贝母、黄连、瓜蒌仁（炒）；若呕血、吐血出于胃，加山栀、黄连、干姜、蒲黄、姜汁、韭汁；若咯唾血出于肾，加桔梗、玄参、侧柏叶；劳瘵不治症，形削气多，跗肿，溏泄，面红发喘，古今不治。

五福延寿丹 治男子女人诸虚百损，五劳七伤，未及半百而须发早白，行路艰难，形容羸瘦，眼目昏花，远年近日咳嗽，吐痰见血，夜梦遗精，并妇人久不生育，服之有子甚多。

五味子六两 肉苁蓉四两，酒浸，焙 牛膝三两，酒浸 菟丝子酒浸炒，二两 杜仲姜炒断丝，三两 天冬去心，二两 广木香一两 巴戟去心，二两 山药二两 鹿茸酥油炙透，一两 车前子炒，二两 菖蒲焙，一两 泽泻去毛，一两 生地一两，酒洗 熟地一两，酒制 人参去芦，一两 乳香一两，另研 没药五钱，另研 枸杞子一两 大茴炒，二两 覆盆子一两 赤石脂煅，一两 地骨皮二两 杏仁去皮尖，一两 山茱萸去核，二两 柏子仁一两 川椒去目、合口，炒，

七钱　川楝肉炒，一两　远志去心，一两　龙骨煅，五钱　白茯苓去皮，一两　当归酒洗，一两

共三十二味为细末，炼蜜丸梧子大。每三十丸，空心，盐汤或盐酒下。

大造丸

紫河车一具，用男初胎者，米泔水洗净，焙　败龟板童便浸七日，酥炙透，二两　黄柏去皮，盐酒炒，一两半　杜仲去皮，酥炙断丝，一两半　牛膝去苗，酒浸晒干，一两二钱　生地黄四两，入砂仁末六钱、白茯苓重二两者，稀绢袋盛药，沙器煮干，添酒七次，去茯苓　天门冬去心，一两二钱　麦门冬去心，一两二钱

上末，连地黄石臼中捣极匀，酒米糊丸梧子大。空心临卧盐汤、白汤任下，冬月用酒送。男子遗精，妇人带下，并加牡蛎一两五钱。

一方　加人参一两，夏月加五味子五钱。妇人服，加当归二两。

制河车法：先用米泔水洗过，将河车轻轻摆开，换洗泔五次，不动筋膜，此乃初结之真气也。将竹器全盛，长流水中浸一刻取生气，提出，以瓦小盆全盛，于木甑内缓缓蒸之极熟如糊，取出先倾自然汁在药末内，略和匀，此天元正气汁也。河车放石臼内，木椎擂千下如糊样，通将前药汁末同和匀，再捣千余杵，众手为丸。此全天元真气，以人补人最妙，世所少知，用火焙酒煮及去筋膜，大误也。

滋阴百补丸　专治女人气血劳伤不足，阴阳不和，乍寒乍热，心腹疼痛，不思饮食，尪羸乏力，并皆治之。

香附子一斤，去毛，分四分，酒浸四两，盐水浸四两，醋浸四两，童便浸四两，俱炒干　益母草四两，端午日采　当归六两　川芎四两　熟

地四两　芍药三两，炒　白术四两　人参一两　茯苓二两　玄胡二两，炒　甘草炙，一两

上末，炼蜜丸梧子大。每五六十丸，空心，砂仁汤或醋或酒俱可送下。

又**滋阴百补丸**　治丈夫女子诸虚百损，扶阴助阳，健脾胃圣药也。浸酒服尤妙。

枸杞甘州，二两　杜仲姜炒断丝，二两　当归酒洗，二两　南知母去毛，酒炒，二两　生地酒洗，二两　熟地酒洗，二两　人参去芦，二两　牛膝酒洗，焙，一两　干山药一两　山茱萸去核，一两　菟丝子酒煮，一两　黄柏酒炒，三两　锁阳酥炙，一两五　麦冬去心，一两　天冬去心，一两

如心神不宁，眩晕恶逆，加菖蒲、茯神、远志、莲肉、姜半夏各一两。

上各制净，秤足分两，为细末。外将好白术一斤去梗，水洗二三次，切成片，水七八碗，熬至二碗，留汁。再将柤[1]用水五碗，再熬至二碗，去柤不用。将前后汁四碗，共熬至二碗半如稀糊，和前药末丸如梧子大。每五六十丸，盐汤或盐酒送下。

滋阴降火汤　即前补阴散。

三补丸　治上焦积热，泄五脏火。

黄芩　黄连　黄柏各等分

上为细末，蒸饼丸。

一方　治酒色过伤少阴。

黄柏炒，一两半　黄连炒，一两　条芩炒，五钱　龟板酒炙，五两

夏加砂仁三钱，五味子五钱。

上蒸饼丸，每三十丸，食前白汤下。

---

① 柤：同“渣”，药渣。

保命延寿烧酒方 治男子妇人远年近日一切诸虚百损，及五劳七伤，左瘫右痪，口眼歪斜，半身不遂，语言蹇涩，筋脉拘挛，手足顽麻。浑身疮癣，伤风，痔漏，紫白癜风，风寒湿脚气，二十四般积气，痰气，膀胱疝气。十膈五噎，身体羸瘦，腰膝腿疼，四肢无力，耳聋眼花，丹田虚冷。诸般淋痛，妇人经水不调，脐腹疼痛，胁肋虚胀，面黄肌瘦，口苦舌干，饮食无味，四肢倦怠，头晕眼花，神思惊悸，夜多盗汗，时发潮热，月事不匀，或多或少，或前或后，或崩漏不止，经脉不通，子宫积冷，赤白带下，或久无子嗣，并皆治之。此药互相制伏，药性和暖，其味香甜。能除万病，和缓脾胃，补养丹田，强壮筋骨，益精补髓，身体康健，耳目聪明，定五脏，安魂魄，润肌肤，和容颜，强阴壮阳。其药绝妙如神，少年少用。

人参 当归 白茯 乌药 杏仁 砂仁 川乌 川草乌 何首乌 五加皮 枸杞子 牛膝 杜仲 肉桂 苍术以上各五钱，制 肉苁蓉 破故纸 甘草以上各一两 木香 枳壳 干姜 虎骨酥炙 香附 白芷 厚朴 陈皮 白术川芎 麻黄 独活 羌活 川椒去合口、目 白芍 生地 熟地 天冬去心 麦冬去心 防风 荆芥 五味子 小茴香 细辛 沉香 白蔻以上各三钱 枣肉二两 真蜜一斤 核桃仁四两 真酥油半斤

加天麻三钱，生姜四两。

上除酥蜜二味，将前四十八味各精制，秤足，装入绢袋中，入无水高烧酒四十斤，同酥蜜入坛中，将坛口密封严固，桑柴文武火烧三炷香，待大锅中水冷取出，埋阴地三日出火毒。常饮一二杯，神效。

秘传固本丸 此药治诸虚百损，生精血，补五脏，除百病，美容颜，平补气血，兼补下元诸虚。此药不寒不燥，可以常服，

有验。腿膝无力，极好。

人参　生地　熟地　麦冬去心　菟丝子酒制　枸杞子　覆盆子　小茴盐炒　五味子　肉苁蓉　巴戟　山药　山茱萸去核　牛膝酒制　杜仲姜炒丝尽　当归酒制　茯苓去皮　川椒去目、合口，炒　木通　黄芪蜜炙，各二两　木香一两　官桂五钱　黄柏四两，酒炒　知母去毛，酒炒，四两　破故纸炒，一两　虎胫骨酥炙，一两

上各制净，炼蜜为丸梧子大。每七八十丸，盐汤盐酒，空心任下。

茯苓补心汤　治男妇血虚，面无颜色，无汗，咳嗽，潮热等。

人参　茯苓　陈皮　桔梗　枳壳　前胡　芎　地黄　当归　芍药　甘草　半夏　紫苏　干葛

生姜三片，枣一枚，水煎服。

劫劳散　治劳嗽肺痿，心肾俱虚，干嗽两三声，无痰，夜间发热，热过即冷，时出盗汗，四肢怠倦，黄瘦，饮食减少，夜卧恍惚，神气不宁，睡多异梦。此药能治唾中有红线，名曰肺痿。若不急治，即见危绝。喘者，去人参，加沙参。

白芍六两　黄芪　甘草　人参　半夏　茯苓　熟地　当归　五味子　阿胶炒，各二两

上每服一两，姜三片，枣二枚，煎服。

固真饮子　中年以上之人，阴阳两虚，血气不足，头每晕痛，食少，劳倦，精神昏愦，腰脚酸痛，目昏。

人参　山药　归身　黄芪各一钱　熟地一钱半　黄柏炒，二钱　白术　泽泻　山茱萸去核　破故纸各一钱半　五味子　陈皮　杜仲炒　甘草炙　半夏[1]姜制

---

① 五味子、陈皮、杜仲炒、甘草炙、半夏姜制：以上药缺剂量。

生姜三片，水煎服。

阴虚生内热方 冬月加破故纸，或以山药代参、术。

当归 芍药 川芎各八分 白术七分 苍术八分 黄柏三分 陈皮八分 玄参五分 甘草二分 沙参七分 麦冬七分 栀子三分 天花粉六分

上用水煎服。

补肾养脾丸 治肾经虚损，腰脚无力，脾土虚弱，饮食少进，常服补肾养脾，益气血，长精神。此药不寒不燥。

人参 黄芪 白术各二两 熟地酒洗，四两 当归二两 知母酒炒，二两 苁蓉酒洗，三两 黄柏酒炒，一两 桂七钱半 白茯二两 杜仲炒，一两半 山药二两 故纸五钱 白芍炒，一两 牛膝一两半 五味子一两 沉香七钱半 甘草五钱

上为末，炼蜜为丸梧桐子大。空心盐汤送七八十丸。忌三白。

保和汤 治劳嗽肺燥成痿者，服之决效。亦治咳血，呕血，吐血。

知母去毛，酒炒 贝母去心 天门去心 麦门去心 款冬花各三钱 薏苡仁二钱 杏仁 五味子 甘草 马兜铃 紫菀 百合 桔梗 阿胶 当归 生地各钱半 紫苏 薄荷各一钱

每服八钱，水一钟半，生姜三片，煎服。

太平丸 治劳症，久嗽，肺痿，肺痈。并宜噙服，决定除根。一切嗽，俱宜服。

天门去心 麦门去心 知母去毛 贝母去心 款花 杏仁去皮尖，各二两 当归 生地 黄连 熟地 阿胶蛤粉炒，各两半 蒲黄炒 京墨烧 桔梗 薄荷各一两 麝香少许

上为极细末，炼蜜丸弹子大。临卧细嚼，薄荷汤仰卧噙化下。

草灵丹 治中年后阴痿，腰膝痿痹，不能运用。

茴香三两 川椒去目，四两 甘草二两 熟地二两 山药二两 川乌一两 枸杞子一两半 苍术一两

上炼蜜丸梧子大，空心盐汤下五十丸，干物压。

一方 加苁蓉、故纸、何首乌、巴戟好。

滋阴保肺定喘宁嗽汤 如痰中见血，或咯吐血，虚劳，尤可服。

当归一钱二分 芍药八分 天冬一钱 黄柏盐水炒，一钱 知母去毛，酒炒，一钱 生地八分 五味子十二粒 橘红八分 紫菀八分 桑白皮七分 甘草炙，五分 茯苓八分 瓜蒌仁炒，七分 阿胶炒，六分 贝母去心，七分 百部七分

上锉，姜三片，水煎服，相再煎服。

加味补阴丸 早晨服，中年后平居无疾者可服。有益无损，可保无虞。

黄柏盐酒炒，三两 北五味子一两 知母去毛，盐水炒，三两 人参去芦，一两半 龟板酥炙，三两 枸杞去萼，三两 天冬去心，二两 锁阳酥炙，二两 白芍酒炒，两半 当归酒洗，一两半 牛膝饭上蒸，二两 杜仲姜炒丝尽，二两 故纸酒炒，一两 沉香五钱 熟地五两，热酒浸透，另捣 干姜炒紫，二钱 山茱萸肉一两半

上为末，炼蜜和猪脊髓三条，小枣三十枚，去皮核，共捣，为丸梧子大。空心淡盐汤送百丸，冬月酒送亦可。忌白萝卜、牛肉、鱼腥。

草还益元丹 晚间服。补元气，固元精，壮元神。此延年绪嗣之至药也。

山茱萸酒浸，取肉，一斤 破故纸酒浸一日，炒，半斤 当归四两 麝香一钱

上为细末，炼蜜丸梧桐子大。每八十一丸，临卧酒送下。

秘传千金种子方 此方服之，令人多子。并治虚损，梦遗，白浊，脱肛。

沙苑蒺藜四两，净末如蚕种，同州者佳。再以重罗取二两极细，其粗末二两，用水一大碗，熬膏听用 莲须细末，四两，金色固精，红色者败精 山茱萸须得一斤，鲜红者佳，取肉三两，晒干 覆盆子南者佳，去核，二两 鸡头实取面，四两 龙骨五钱，五色者佳，火煅红

上用蜜一斤炼，以纸粘去浮沫数次，以滴水成珠听用。止用四两，将前六味药重罗过，先以蒺藜膏和作一块，再入炼蜜四两，入石臼中捣千余下，丸梧子大。每服三十丸，空心盐汤下。忌房事一月，后行，有子。

加味草金丹 治诸虚百损，大有补益，不可俱述，甚效。

天门冬酒浸，去心，二两 巴戟去心，二两 远志甘草水煮，去心，二两 当归酒浸 白茯苓去皮，水澄去浮，晒 泽泻去毛 生地黄沉水者，酒浸 熟地肥者，酒浸，姜制 人参去芦 车前子炒 覆盆子去核，酒浸，晒 牛膝去苗，酒浸 山药肥大，焙 赤石脂火煅 肉苁蓉酒浸，去甲 真川椒去目，炒 甘州枸杞子 柏子仁焙 白术去梗，炒 石菖蒲去毛 地骨皮去心 五味子去梗 菟丝子酒煮 杜仲姜炒，各一两

上为极细末，炼蜜丸梧子大。淡盐汤送下三四十丸。忌三白、烧酒。

加味六子丸 此方不寒不热，可以常服。男子阳痿，及妇人久不孕育，俱可服。

菟丝子酒煮，一两五钱 五味子五钱 枸杞甘州，二两 车前子二两 白蒺藜炒去刺，二两 黄芪蜜炒，一两 覆盆子一两五钱 破故纸青盐炒，二两 麦冬去心，二两 苁蓉酒洗，去甲，二两三钱 大

甘草五钱 牛膝去苗，二两 山茱萸去核，一两 杜仲炒去丝，一两五钱 熟地黄酒洗，一两 牡蛎盐泥固，煅，一两

夏加黄柏（炒）二两，冬加干姜（炒）五钱。

上为细末，捣，饭丸梧桐子。空心盐汤下，午间临卧温酒下。

浸黄酒方 补气血虚损，理脾胃，滋肾水，强腰脚，益精神，开心，明目，可以常服。

人参拣肥大去芦，五钱 白术去梗，泔浸，土炒，一两二钱 茯苓坚白者，去皮，为末，水澄去浮，晒干，八钱 大甘草炙，五钱 当归全用酒浸姜制，六钱 生熟地黄拣，酒浸，各五钱 白芍酒炒，五钱 牛膝去苗，酒浸，焙，八钱 杜仲姜汁炒，净，六钱 生姜洗，切，五钱 黄柏厚者，酒洗，炒，一两 知母南者，去皮毛，酒炒，八钱 破故纸盐、酒炒，三钱 甘州枸杞去萼，一两 茅山苍术浸炒，六钱 山药大者，焙，五钱 锁阳酥炙，七钱，如无，苁蓉代 山茱萸去核，七钱 石菖蒲去毛，焙，五钱 远志甘草水煮，去心，五钱 陈皮去白，盐水浸，焙，七钱 莲肉去心，焙，八钱 鹿角霜五钱，如无，加菟丝子 天门冬去心，五钱 麦门冬去心，五钱

上各制净，各秤足，冬用黄酒，夏用烧酒五十壶，坛内用生绢袋装药系口，入坛中，春浸十四日，夏浸七日，秋浸十四日，冬浸二十一日出。日饮数杯，药粗焙干，焙蜜丸梧子大。每七八十丸酒下。

加味地黄丸 治老人阴虚，筋骨痿弱无力，面无光彩，或黯惨食少，痰多，或嗽，或喘，或便溺数涩，阳痿，足膝无力，形体瘦弱，多因肾气久虚，憔悴寝汗，发热作渴。

熟地真肥大者，酒蒸，四两 山茱萸去核，二两 牡丹皮去木，一两半 益智去壳，盐炒，一两 五味子去梗，一两 麦冬去心，一两

上为末，炼蜜丸梧子大。每服七八十丸，空心盐汤下，夏月不用盐，温水送。

腰痛加鹿茸、当归、木瓜、续断、杜仲各一两；老人下元冷，胞转不得小便，膨急切痛，四五日困笃，垂死加泽泻二两，去益智；诸淋数不通，倍用茯苓、泽泻，益智减半；脚气痛连腰胯，加木瓜、牛膝各一两；夜多小便，茯苓减半；虚壅，牙齿疼痛，浮而不能嚼物，并耳溃及鸣，并去麦门冬，加附子（炮）、桂心各一两；耳聋及作波涛钟鼓之声，用全蝎四十九个，炒微黄，为末。每服三钱，温酒调送下。丸子一百丸，空心服。

吐血喘咳痰嗽劳疾方

当归八钱　黄芩一钱　栀子炒黑，一钱半　甘草五分　藕节一钱半　前胡八分　贝母八分　芍药八分　白术五分　知母蜜炒，八分　麦冬去心，八分　陈皮八分　生地五分　茯苓五分　沙参八分　阿胶炒，一钱　桑白皮蜜炒，六分

姜三片，水煎服。

秃鸡丸　男子补精壮阳。

菟丝子酒煮，一两　蛇床子酒洗，二两　五味子一两　肉苁蓉酒浸，焙，二两　莲蕊金色者，二两　山药酒浸，焙，二两　远志甘草水浸，去心，一两　真沉香五钱　广木香五钱　益智仁一两

上末，炼蜜丸梧子大。每三十丸空心盐汤下，以干物压之。

六味地黄丸　男妇俱宜服。东垣治妇人阴血不足无子者，服之能使胎孕，效。治形体瘦弱，无力多困①，肾气久虚，久新憔悴，寝汗发热，五脏齐损，遗精便血，消渴淋浊等证②。

---

① 困：原作“因”，据《仁斋直指方论》卷九“六味地黄丸”改。

② 证：原作“记”，据《仁斋直指方论》卷丸“六味地黄丸”改。

干山药　山茱萸肉各四两　泽泻去毛　牡丹皮去心　白茯苓去皮，各三两　熟地黄八两

上为末，炼蜜丸如梧子大。每服五六十丸，空心白汤下，寒月温酒下。如肾虚有饮，作痰唾，生姜汤下。

又方　治阴虚火动耳聋。加知母、黄柏、菖蒲、远志（各制）。

八味丸　治肾气虚乏，下元冷惫，脐腹疼痛，夜多旋溺[①]，脚膝缓弱，肢体倦怠，面色痿黄或黧黑，及虚劳不足，渴欲饮水，腰重疼痛，小腹急痛，小便不利。

熟地拣，肥大，酒洗，八两　泽泻去毛　牡丹皮去心　白茯苓去皮，各三两　山茱萸肉[②]　山药肥大，各四两　附子炮透　桂心各一两

上末，炼蜜丸梧子大。每服五十丸，温酒送下，或空心淡盐汤下，妇人淡醋汤下。

按：六味地黄丸专补左尺肾水之药。八味丸既补左尺肾水，兼补右尺相火之药。少年水亏火旺，宜服六味地黄丸。老年水火俱亏，宜服八味丸。况老年肾脏真水既虚，邪水乘之而为湿热，以作腰痛，足痿，痰唾，消渴，小便不禁，淋闭等记，非桂附之温散而能治之乎。

补中虎潜丸　治下元虚损，腰膝无力，精神倦怠，颜色不华，头目昏眩，滑精梦遗，或盗汗自汗，一切不足之症。无病常服，补肾固精，此阴虚不可缺也。

人参一两　黄芪蜜炙，一两　白芍炒，一两　当归酒洗，一两　黄柏盐水炒，一两　山药一两　牛膝酒炒，一两　锁阳酒浸炒，一两或

---

① 旋溺：指尿。“旋”亦作“漩”，尿。

② 山茱萸肉：原作“山茱连肉”，据上六味地黄丸用药例改。

三钱　枸杞子五钱　虎胫骨酥炙，五钱　龟板酥炙，五钱　菟丝子酒浸炒，五钱　破故纸炒，七钱半　杜仲炒去丝　五味子各七钱半　熟地二两

上为末，炼蜜和猪脊髓，丸梧子大。每服六七十丸，空心温酒或盐汤送下。

固神丸　治年老胃气虚弱，不能饮食。

白术六两，炒　枳实去穰，麸炒　川芎　当归各三两　陈皮八两　甘草炙　麦芽炒　人参各二两　白茯苓去皮　山楂去核　干葛各四两　神曲炒，二两　木香一两

上为末，陈米饭丸梧子大。每温水送五七十丸。

补肝汤　治前阴如冰冷，并阴汗，两脚痿软无力。

黄芪一钱半　人参　干葛　白茯　猪苓　升麻各一钱　柴胡　归身　羌活　连翘　黄柏　泽泻　苍术　神曲炒　知母　防风　陈皮　甘草各钱半

上锉，作一服，水二钟，煎至一钟，食前服。

补气汤　治皮肤间有麻木。此肝气不行也。

黄芪　甘草各一两　白芍一两半　泽泻五钱　陈皮一两半

作二服，水煎服。

滋阴降火清肺养脾丸　治久痰喘嗽，胸膈痞闷，饮食少进，面黄肌瘦，或咯吐唾衄过血者。及已成未成劳疾，发热盗汗，俱宜服。久泄者，不宜服。诸嗽尤宜。

当归全用，酒浸，焙干，一两　川芎酒浸，五钱　白芍酒炒，一两　生地酒洗，姜汁浸，透焙，一两　熟地一两，同上制　白术去梗，泔浸，土炒，二两　南知母去毛，酒炒，一两　黄柏二两，盐、酒焙　阿胶蛤粉炒，一两　麦冬酒浸，去心，姜汁制透，一两　天冬去心，一两，同上制　龟板二两，酒炙透　黄芩酒炒，一两　陈皮盐水浸，一两　大甘草

炙，五钱　瓜蒌仁炒，一两　贝母去心，一两　五味子五钱　黄连姜汁浸炒，五钱　白茯苓去皮，一两　紫菀酒洗，一两　桔梗去芦，一两　山栀炒，一两

各制为末，炼蜜丸。每空心临卧用温水送下百丸，有痰用姜汤送。

加减八物汤　治男子妇人肌体消瘦，气血俱虚，头眩目昏，脚腿软弱，四肢无力，效。

人参　川芎　白术　白茯　白芍　陈皮　当归　甘草　香附　黄连　黄芩　山栀各等

水煎服。

一方　滋阴降火，补诸虚损。尤补下元，腿膝痿弱，甚好。

黄精二两，酒浸二日　山药一两　熟地酒浸，一两　生地酒浸，一两　天冬去心，酒浸，八钱　麦冬八钱，同上制　当归全用，酒洗，一两　酸枣仁炒，一两　白术八钱，炒　五味子五钱　白芍酒炒，八钱　知母酒炒，八钱　黄柏酒炒，二两　枸杞子二两　远志去心，二两　茯神去木，五钱　牛膝酒浸，五钱　干姜炒，二钱　虎胫骨酥炙，五钱　山茱萸去核，五钱　菟丝子酒炙，一两

上炼，加酒丸。空心酒下百丸。

延寿补益汤　夜有房事劳神，明早服此，大有补益。

人参　黄芪蜜炙　白术炒　杜仲炒　牛膝　白芍炒，各一钱　甘草六分　当归酒焙　陈皮各七分　柴胡五分　五味子十二粒　知母八分　熟地酒焙，二钱

上水二钟，姜二片，枣二枚，煎服。

补精养心丸　治诸虚百损，精寒不固，腰眼酸痛，或无力，及神思不定，恍惚不安，一切不足之症，久服甚妙。此药不寒不热，真得补养之功，浸酒亦好。

牛膝去苗，酒浸，焙　干山药焙　山茱萸肉　白茯苓去皮，水飞　肉苁蓉酒浸，去甲白膜　远志水浸，去心　茴香青盐水拌，炒　杜仲姜炒，去丝　楮实子去梗　五味子以上各一两　归身酒浸　枸杞子　熟地黄酒浸，焙，姜汁浸　麦冬去心，酒浸　人参去芦，夏月减半　白术土①炒，去梗　虎骨酥炙，各一两五钱　黄柏酒炒，一两

上各制净，各秤足，为极细末，炼蜜加酒一钟，姜汁一钟，合为丸梧子大。空心淡盐汤下百丸。

黄芪鳖甲散　治虚劳客热，肌肉消瘦，四肢烦热，心悸，盗汗，减食，口渴，咳嗽有血者。见盗汗门。

男子精寒种子方

肉苁蓉四两　菟丝子　黄柏　知母各二两　麦冬　生地各三两　熟地黄　陈皮　五味子　甘草炙，各一两　茯苓　鹿角膏　杜仲　牛膝各二两　广木香五钱　茴香炒②　山茱萸取肉，一两

上末，面糊丸。每三十六丸，空心白酒送下。

滋阴降火丸　此方取天一生水，地二生火之意。药力小而功用大，久服而取效多。此先贤王道之药，无过于此。大能生精益血，升降水火。亦治自汗，盗汗，虚损尤妙。

当归四两，全用，酒浸三日，晒干，切　白芍药四两，酒浸一日夜，炒　川芎南大者　南知母去毛，同黄柏制　黄柏八两，酒浸二两，盐水浸二两，人乳浸二两，蜜水浸二两　熟地黄怀庆者，八两，四两同砂仁，二两入苦酒二壶同煮，酒干去砂仁，四两同茯苓二两，苦酒二壶同煮，去茯苓

上为细末，炼蜜为丸梧子大。每服百丸，空心淡盐汤下。作煎药服尤好。

头眩晕加玄参、天麻；酒多发渴加葛根、麦冬；有痰加前

---

① 土：原作“去”，据本书“炮制药法”白术条“土炒”改。

② 茴香炒：剂量原缺。

胡、天花粉；倦怠加白术、茯苓。

诸 血

吐血，全是血出。是乃火载血上，错经妄行，其脉必芤。身热脉实者，难治；身凉脉微细者，易治。血证复下恶痢者，其邪易去。

犀角地黄汤 治吐呕血，衄血通治。

犀角 生地黄 芍药 牡丹皮各等

每服五钱，水煎，食远服。

一方 加麦门冬、炒黑栀子，或加芩连。面色痿黄，大便黑，尤宜。

又方 童便一茶盅，黄酒一小钟，擂侧柏叶投入。去柤温服，非酒不能行血。惟呕血、衄血不用酒，以水煎服。

一方 诸见血，童便饮三两钟，甚好。

加味四物汤 治吐血。

当归一钱半 川芎一钱 芍药一钱半 生地黄一钱 侧柏叶一钱半 栀子炒黑，一钱

若吐血挟痰积，吐一二碗者，加黄柏、知母。

上水二钟，煎至八分。入京墨汁三茶匙，童便半酒钟，姜汁少许，食远温服。

一方 治吐血不止。用干姜炒黑为末，童便调服。此从治之法。

一方 治暴吐紫血成块，虽多不妨。用四物汤合解毒汤调服。

一方 若吐血，觉胸中气塞，上吐紫血者，桃仁承气汤下。

芒硝 桂各三钱 甘草二钱五分 大黄一两 桃仁五钱，去皮尖

每服一两，入姜同煎，热服。

四生丸 治吐衄血，阳盛于阴，血热妄行。此大全良方，甚效。

生荷叶 生艾叶 生柏叶 生地黄各等

上研烂如鸡弹大。每服一丸，水三钟，煎至一钟服。

一方 先吐血，后见痰嗽。此阴虚火动，痰不降下。

当归 川芎 芍药 生地黄各二钱半 山栀炒 贝母 天花粉各一钱 牡丹皮八分 麦冬去心，八分

水一钟半，煎服，临服入童便半酒钟。

一方 治先痰嗽，后见血，是痰积热。

知母去毛 贝母去心 瓜蒌仁炒 生地 芍药各一钱 山栀炒，一钱二分 天花粉二钱半 麦冬一钱

上水煎，食远温服，柤再煎。

芎䓖汤 治一切失血过多，眩晕不苏。

芎䓖 当归

上为末，每服二钱，煎服。

一方 治见血后脾胃虚弱，精神少，血不止者。

人参一钱 黄芪二钱 五味子十三粒 当归 麦冬各五分 郁金五分

水煎，温服。

一方 治舌上无故出血如线不止。以槐花炒为末，付之止。

一方 治人下唇出血如线，时出一二碗。予以百草霜立止，后以四物解毒汤四贴，安。

血余散 治吐血，衄血。

少年发烧存性，为末，米饮调下二钱。衄血，以少许吹入鼻中。

一方　治牙齿缝出血，阴虚气郁。

四物汤加牛膝、香附、生甘草、侧柏叶，煎服。

补心汤　治吐血发热，咳嗽，胸前作痛，头目昏眩。

川芎　当归　生地　芍药炒　桔梗　干葛　陈皮　前胡　紫苏各一钱　半夏一分　枳壳五分　茯苓七分　甘草　木香各三分

姜三片，枣二枚，水煎服。

一方　有人参，无木香，即茯苓补心汤。

治吐血痨疾方

当归八分　黄芩一钱　栀子炒黑，一钱半　甘草五分　藕节一钱半　前胡八分　贝母八分　芍药八分　白术五分　知母蜜炒，八分　麦冬去心，八分　陈皮八分　生地五分　茯苓五分　阿胶炒，一钱　沙参八分　桑白皮蜜炒，八分

水煎。

三黄补血汤　治初见及血去过多者。

熟地一钱　生地　牡丹皮　黄连　柴胡各五分　归身　川芎各七分半　升麻　白芍各二钱

水煎服。

是斋白术散　治积热，吐血，咳血。若因饮食过度，负重伤胃而吐血者，最宜服之。惟忌食热面、煎煿、一切发风之物，神效。

白术二两　人参去芦　白茯去皮　黄芪蜜浸炒，各一两　柴胡二钱半　山药　百合去心，各七钱半　甘草炙，五钱　前胡去芦，二钱半

上每服三钱，姜三片，枣一枚，水煎服。

加味理中汤　治饮酒伤胃，遂成吐血。

干姜炮　人参　白术各二两　干葛　甘草炙，各半两

上每服三钱，水一钟，煎七分，食远温服。

鸡苏散 治劳伤肺经，唾内有血，咽喉不利。

薄荷 黄芪 生地 阿胶 贝母去心 白茅根各一两 麦冬去心 桔梗 甘草炙，各半两

上每服四钱，水一钟，姜三片，煎服。

呕 血

一方 先恶心，而呕出成升碗者，是多因怒气逆甚所致。用四物汤加炒栀子，入童便，姜汁少许，水煎服。

一方 治呕血吐血。用韭汁、童便、姜汁、郁金饮之，其血自清。

一方 治怒气逆甚而呕血。

瓜蒌子 生地黄 桔梗 通草 牡丹皮各等

水煎服。

一方 治连日大吐血，呕血，昏弱至急，不食。

当归一钱二分 白芍一钱 生地一钱 南芎八分 白术一钱 陈皮八分 甘草五分 栀子一钱 茯苓一钱

有热加黄芩；胁痛加枳壳、青皮。

水煎，入童便，温服。

活血化痰汤 治痰中见血。

白术炒 当归酒制 白芍炒，各五钱 牡丹皮一钱二分 贝母 麦冬 枸杞子各一钱 黄芩炒，八分 甘草炒，二分 青皮四分 桃仁炒，去皮、尖 山栀炒黑 桔梗各一钱

水煎服。

衄 血

血热妄行，从鼻出者，是治法与吐血同。

生地黄散 治郁热衄血，或咯血，皆治之。

枸杞子 柴胡 黄连 地骨皮 栀子炒 天冬 白芍 甘草 黄芩 黄芪 生地 熟地

下血加地榆。

水煎服。

止衄散 治劳伤出衄。

黄芪六钱 赤茯 白芍 当归 生地 阿胶各三钱

水煎服。

又方 以左鼻孔出血，以色线扎右手中指；右鼻孔出血，线扎左手中指根；两鼻孔出血，两中指俱扎。

咳 血

因咳嗽去血有痰，痰内有血者是。

治方

当归一钱 芍药一钱 生地一钱半 贝母一钱二分 知母一钱 天花粉一钱半 甘草五分 茯苓八分 桔梗一钱 麦冬一钱 前胡八分 半夏姜制，三分

水煎服，加姜一片。

咯 血

此血出于肾，咯出血屑者是。亦有痰带血丝出者。

治方

白术一钱半 当归一钱 芍药一钱 牡丹皮一钱半 桃仁一钱 山栀炒黑，八分 桔梗七分 贝母一钱 黄芩八分 甘草三分 青

皮五分　黄柏　麦冬　知母[1]

水煎服。

一方　无青皮、黄芩。

溺　　血即小便出血

溺血属热盛。下焦痛者为血淋，不痛者为溺血。不必纯用寒凉药，必用辛温升药，如酒煮、酒炒之类。

治方

当归　川芎　芍药　生地　牛膝　山栀炒

上锉，水煎，空心，稍热服。

一方　加黄连、棕灰。

一方　治溺血，亦治血淋。

生地四两　小蓟　滑石　通草　蒲黄炒　淡竹叶　藕节　当归酒浸　山栀炒　甘草炙，各五钱　瞿麦二钱

上水一钟半煎，空心温服。

当归承气汤　溺血实者，以此下之后，以四物汤加炒山栀调理。

当归　厚朴　枳实　大黄　芒硝

水煎，空心热服。

一方　治小便出血条，痛不可忍。淡豆豉一撮，煎汤温服之，神效。

一方　治房室劳伤，小便尿血。用自己头发一握，洗净烧灰，研细。温酒调下一服，立效。

一方　治小儿尿血。用甘草、升麻煎汤，调益元散服。

---

① 黄柏、麦冬、知母：原缺剂量。

小蓟根散 治溺血，治下焦结热血淋，最好。

小蓟根 生地各二钱 通草炒 滑石 蒲黄炒 淡竹叶 当归 藕节 山栀仁 甘草各六分 赤茯 车前子炒

水二钟，空心热服。

当归散 治妇人小便出血，或时尿血。

当归 羚羊角屑 赤芍各半两 生地一两 刺蓟叶七钱半

水煎，空心温服。

六味地黄丸 治老人尿血。见虚损门。

下 血大便下血

一方 治下血有热。

当归 川芎 芍药 地黄 山栀炒 升麻 秦艽 阿胶珠

上每服一两，水一钟半，煎至一钟，空心热服。相即时煎服。

一方 治大便下血，因酒过度，肠中有湿毒，下血。

南葛根一钱 归身八分 白术一钱 三七七分 地锦草醋洗，一钱 枳壳酒炒，五分 栀子酒炒，五分 条芩盐炒，五分 赤茯苓一钱 白芍四分 苍术四分 黄连同吴茱萸酒浸一夜，去茱萸，炒，一钱 生地七分 玄参五分 黄柏二分 甘草五分 枣二枚

水一钟半，空心热服。

芍药黄连汤 治便血腹中痛，谓之热毒。

芍药 黄连 当归各二钱半 淡竹叶 大黄各一钱 甘草炙，一钱

腹痛甚，调木香、槟榔末，各五分。

水煎，空心温服。

黄连汤 治便血。腹中不痛，谓之湿毒下血。

黄连　当归各五钱　甘草炙，一钱半

空心，水煎服。

槐花散　治肠胃有湿，胀满，下血。

苍术　厚朴　陈皮　当归　枳壳各一两　槐花炒，二两　甘草　乌梅各半两

上水二钟，煎至一钟，空心温服。

当归活血散　治肠澼下血，湿毒下血。

槐花　青皮各六钱　归身　升麻各二钱　荆芥穗　熟地　白术各六分　川芎四分

加地榆五分。上水煎，空心热服。

升阳去湿和血汤　治肠澼下血作派，其血唧出，有力而远射，四散如箸，春二月中下行，腹中大作痛，乃阳明气冲热毒所作也。当去湿毒，和血而愈也。

生地　牡丹皮　生甘草各五分　熟甘草　黄芪各一钱　归身　熟地　苍术　秦艽　肉桂各三分　陈皮　升麻各七分　白芍一钱半

上作一服，水四钟，煎至二钟，作二次服。

一方　加白术、地榆。

凉血地黄汤　治饮食不节，起居不时，阴受之。阴受则入五脏，入五脏则填满闭塞，下为飧泄，久为肠澼，水谷与血另作一派唧出也。时值夏，湿热太盛，正当客气盛而主气弱也。故肠澼之证甚，以此主之。

熟地　当归　青皮　槐花炒，各五分　知母去毛，炒　黄柏炒，各一钱

上作一服，水煎服。如小便涩，脐下闷，或大便后重，调木香、槟榔末，各五分，空心服。

加减四物汤　治脏毒肠风，下血不止。

侧柏叶　生地　当归　川芎各一钱　枳壳炒　槐花炒　荆芥穗　甘草各五钱

上每服四钱，水一钟，姜三片，乌梅少许煎。空心温服。

黄连散　治肠风下血，疼痛不止。

黄连　鸡冠花　贯众　大黄　乌梅各一两　甘草炙，五钱

上为末，每服二钱，温汤调下，日三四次。

止血散　治肠风下血，或在粪前，或在便后。在便前者，其血近，肾、肝血也。在便后者，其血远，心、肺血也。此药并主之。

皂角刺烧灰，二两　核桃仁去皮　破故纸炒　槐花炒，三两半

上为末，每服二钱，米饮调下，酒调亦可。

平补地榆汤　治结阴便红。

白术　陈皮　茯苓　厚朴姜制　葛根各五分　地榆七分　干姜　甘草炙　当归　神曲炒　白芍　人参　益智仁各四分　苍术　升麻各一钱

水二钟，姜三片，枣二枚煎，食前服。

寒者加附子三分。

治肠风下血，或在粪前粪后，秘方。

川芎　黄柏　黄连　栀子　芩各一钱　当归　芍药　熟地　地榆各八分　苦参七分　槐角八分　侧柏叶八分

每服七钱，水煎，空心连进三四服。

胃风汤　治大人小儿风冷，乘虚客于肠胃，米谷不化，泄泻注下，腹胁虚满，肠鸣㽲痛。

白术　白芍　川芎　人参　当归　肉桂　茯苓

每服四钱，粟米百余粒，水煎。

又方　治肠胃湿毒，下如豆汁，或下瘀血。腹痛加木香。

胃风汤 治虚风证能食，麻木，牙关紧搐，目内瞤，或胃风面肿。

白芷一钱二分 升麻二钱 葛根一钱 苍术一钱 甘草一钱半 柴胡 藁本 羌活 黄柏 草豆蔻各三分 蔓荆子一分 当归 麻黄各五分，不去节

上水一钟半，姜三片，枣二枚，煎服。

归脾汤 治思虑伤脾，不能统摄心血，以致反行，或吐血、下血。

白术 茯苓 黄芪 龙眼肉 酸枣仁 人参各一两 木香五钱 甘草二钱半

上水煎，生姜五片，枣三枚，看上、下，食前、后温服。

自 汗

气虚。属湿与热痰病，亦有汗。汗乃心之液，自汗之症，未有不因心肾俱虚而得者。禁用半夏。

治方

人参、黄芪，少加桂枝，阳虚者入附子亦可，须用酒煮之。

扑汗法

用牡蛎、麸皮、麻黄根、藁本、糯米、防风、白芷为末，扑之。

黄芪白术汤 治自汗阳虚。

黄芪二钱半 人参一钱 白术麸炒，二钱 甘草炙，五分 当归八分 浮小麦一撮

上水一钟半煎，食远温服。忌五辛物。

玉屏风散

防风一两 黄芪一两 白术二两

上每服三两，水煎服。

安胃汤 治胃热。食后复助其火，汗出如雨。

五味子 生甘草 炙甘草 乌梅 黑枣

水煎服。

凉膈散 治火气上升蒸胃中之湿，亦能作汗。见伤寒门。

调卫汤 湿胜。自汗，表虚不任风寒。

麻黄根 黄芪各一钱 羌活七分 生甘草 归梢 生芩 半夏各五分 麦冬去心 生地黄各三分 猪苓 苏木 红花各二分 五味子五个

水煎服。

盗汗

盗汗属阴虚，小儿盗汗不须治。禁用半夏。

当归六黄汤

当归一钱 生地黄 黄柏 黄芩各八分，炒 黄芪一钱半 黄连炒，八分 熟地黄一钱

上用水一钟半，煎至一钟，食远温服。

或加牡蛎（煅）一钱。

黄芪六一汤 治虚人盗汗。

黄芪六两 甘草蜜炙，一两

每服一两，水煎服。

黄芪鳖甲散 治虚劳客热，肌肉消瘦，四肢烦热，心悸盗汗，减食，口渴，咳嗽有血者。

鳖甲醋炙 天门冬去心 知母炒 黄芪 赤芍 地骨皮 白茯苓 秦艽 柴胡去苗 生地黄 桑白皮炒 半夏制 紫菀 甘草 人参 肉桂夏去 桔梗

上姜二片，水煎服。

一方　治盗汗。五倍子完全不蛀者，瓦上焙黄为末。临睡自已唾调，纳脐中，搏①住止。

一方　治盗汗。心液为汗，此药收敛心经。

人参、当归各五钱，用猪心作片，并心血煎汤，取清汁，煎上药服。

盗汗正气汤

黄柏　知母炒，各一钱五分　甘草炙，五分

水煎服。

一方　治自汗虚弱之甚者，亦治盗汗。

黄芪蜜炙　防风　川芎　山茱萸肉　当归　白术炒　肉桂　甘草炙　五味子　人参　白茯苓　熟地黄　肉苁蓉

上水二钟，枣二枚，煎温服。

积　聚

凡积聚之脉实强者生，沉小者死。积者，有形之物也。气不能成块，在中为痰饮，在右为食积，在左为血积。肝之积在左胁下，如覆杯，有头足，久不愈，令人发咳逆，痞，疟，连岁不已。心之积起脐上，大如臂，上至心下，久不愈，令人烦。心脾之积在胃脘，覆大如盘，久不愈，令人四肢不收，发黄疸，饮食不为肌肤。肺之积在右胁下，覆大如杯，久不已，令人洒淅寒热，喘咳，发肺痈。肾之积发于小腹，上至心下，若奔豚，或上或下，无时，久不已，令人喘逆，骨痿少气。妇人有块，多是血块。

演气丹　治诸般食积，气积，噎食，膈食，膈气，寒痰结

① 搏：通“敷”。

聚，膈气不通者并治。又治饮食所滞生痰，上攻气喘，堵塞不通，吐痰不绝，胸膈胀满，气滞不散，风痰拥①盛。不问老少，年月深浅，服之神效。一名滚痰丸，一名七宝丸。

广木香一两，不见火 大川乌七钱，炮 南芎五钱 三柰五钱 萝卜子炒，七钱 肉豆蔻煨，六钱 巴豆去心，七钱 一方连皮用。

上为细末，煮枣去皮核，为丸黄豆大。每服一丸，不拘时服，白萝卜嚼烂送下。黄酒亦可送，姜汤尤好。

一方 无豆蔻，萝卜子糊丸。

遇仙丹 专治停积，腹胁胀满，水肿气喘症。亦下血块。

白牵牛半生半熟，头末，四两 白槟榔一两 茵陈五钱 莪术醋煮，五钱 三棱醋煮，五钱 牙皂去皮、弦，五钱

一方 有莱头子（炒）一两，青皮五钱，木香二钱。

上为细末，醋糊为丸如绿豆大。五更时用冷茶送下三钱，天明时积自下。以温粥补，小人减半服。

万应丸 此药善能追虫取积，面色痿黄，肌肤羸瘦，胸②膈停痰，宿食不化，肚腹膨胀，虫咬心疼。凡五脏中诸气血积聚滞者，并皆治之。又治吃泥炭米物。凡妇人癥瘕症病，一服即愈，重者二服除根。惟孕妇忌之。

大腹子二两，同槟榔制法 使君子二十枚 贯众去土，五钱 土朱五钱 雷丸水浸，刮去黑皮，五钱，红者不用 木香三钱，另研 鸡心槟榔二两，用无灰酒浸半日，至心黑为度，以黄豆煎汤洗 自然铜一两，有金星小者佳。用醋煅七次，以酥为度 锦纹大黄一两五钱，湿纸裹，煨半生半熟 黑牵牛四两，炒半生半熟，取头末二两 滑石一两，白者佳

---

① 拥：通“壅”。阻塞之义。

② 胸：原作“脑”，形近而误，据文义改。

上为细末，皂角水煎成膏，丸如梧子大。大人三钱，小人减半，莫食晚饭，四更时冷茶送下。行五七次无妨，候虫积诸毒下尽，以温米粥补之。忌腥冷面食，半月除根。

宣明三棱汤 治癥瘕，痃癖，积聚不散，坚满痞膈。

三棱二两 白术一两 蓬术 归尾各五钱 槟榔 木香各三钱

为末，每服三钱，汤调下。

治黄病，吃生米。

陈皮 白芍 神曲 麦芽 山楂 茯苓 石膏各一钱 厚朴七分 苍术一钱七分 藿香五分 甘草二分 白术一钱半

上水二钟，煎至一钟，入沙糖一匙，食前温服。

治黄病，吃壁泥。

黄泥一斤 砂仁四两

泥砂炒干为末，煎黄连膏，丸梧子大。空心，沙糖汤下六七十丸。

水药法 胸①中酒食停积，或被人劝饮过多，心下胀满痞膨，只用盐花搽牙，温水漱下，即安。

茶癖黄病

白术炒 苍术各三两 软石膏煅，一两 白芍炒 片芩各一两 薄荷叶七钱 胆星 陈皮各一两

上为末，沙糖水调，神曲糊为丸梧子大。每五六十丸，沙糖水下。

指迷七气汤 治大人小儿诸般痞积，面色痿黄，肢体羸瘦，四肢无力。皆因内有虫积，或好食生米，好食壁泥，好食茶炭，咸辣苦酸，只一服除根。

---

① 胸：原作“脑”，形近而误，据文义改。

莪术醋制　三棱醋制　藿香　甘草　官桂　桔梗　青皮　益智　陈皮　香附　大黄　槟榔

水二钟，莫食晚饭，煎至一钟，空心温服。先露一宿尤好。服后一二时，肚腹痛，取下如鱼冻，或虫积等恶物，至午后方以温粥补之，后服退黄丸。

退黄丸

平胃散六两　绿矾二两

上末，醋糊丸梧子大，枣汤下。忌腥冷面酒。

小儿癖积丸

三棱　莪术　阿魏　芦荟　白术　陈皮各一钱　水红花子三钱，炒　大黄三钱　穿山甲五片，煨　木鳖仁三个

共为细末，枣肉捣为丸绿豆大。每二三十丸，空心，米汤下。

猪肝散　治小儿癖积神效方。

用猪肝一具（不用铁器，竹刀劈破，米泔水洗净），苍术五钱（米泔浸一日夜，切晒为末），白术三钱（为末），牡蛎（火煅）二钱，三味一处，合黄蜡五钱化开，入药末在内，搅匀，倾在青布内，包住两脚，踏在地下，冷定取出为末。每用三钱，入猪肝内，新布包，沙锅中米泔水煮食之。

一方　用苍术、白术、栀子、黄连、水红花子各等，为末，入猪肝，如上法煮食。

癖病伤眼猪肝散

橡子　黄连　白术　苍术　黄芩　栀子　菊花各等为末

同上煮法。

羊肝散　治大人小儿因癖疾伤眼，诸眼皆可治之。如无羊肝，公猪肝亦可，去筋膜。

青葙子一钱　黄菊花一钱半　黄连二钱　黄芩一钱半　苍术三钱　白术二钱　栀子二钱　羌活一钱半　蝉壳一钱半

每肝一具，用药末一两五钱，入肝内，米泔水照上煮用。

神效阿魏散

大黄一两　阿魏一钱二分　天竺黄　芦荟　白僵蚕各二钱　儿茶　甘草各三钱　穿山甲炒焦，七片　木鳖仁一个　莪术醋煮，二钱

上为细末，每服二三钱，好黄酒调服。车行十里许，下脓血愈。

神仙化癖膏

大黄二两　木鳖仁二十一个　穿山甲十片　归尾五钱　白芷五钱　巴豆仁二百五十　栀子五钱　莪术三钱　蓖麻子仁一百二十　防风五钱　三棱三钱　官桂三钱　胎发一块，如无，少年亦可　槐柳枝各二十寸

以上药入油，先炸老黄色，去柤取净油二十四两，入飞过黄丹十两，熬至滴水成珠，下火待温，入后细药末，仍用柳条一顺手搅匀，收瓷罐内。

全蝎十个，炙　蜈蚣二条　红娘子二钱　斑蝥二钱　片脑五分　硇砂三钱　阿魏五钱　硼砂三钱　血竭三钱　芦荟三钱　雄黄三钱　乳香五钱　没药五钱　蝉酥①二钱　黄蜡三钱　松香五钱　麝香三钱　轻粉二钱　酥油一两

先熬皂角、皮硝，水洗，搓病上。良久，再用葱根搓搽。良久，用绢帛摊贴。忌口。

黄连磨积丸　治一切痰饮痰积，积聚拂郁②胁下，闷倦懒惰，饮食不消，或吐逆，恶心，眩晕怔忡，时作时止。用之如

---

① 蝉酥：疑为“蟾酥”之误。

② 拂郁：同“怫郁”。郁闷不舒貌。

神。亦消积块。

黄连一两，分二处，一分同吴茱萸水略拌炒，一分同益智仁水略拌炒，去二味　栀子仁炒　青皮　川芎　苍术　桃仁去皮存尖　白芥子醋浸炒，各五钱　香附子童便浸炒　莪术醋浸炒　山楂肉　白术　萝卜子炒，各一①两　三棱一两半

上末，汤浸，蒸饼丸梧子。每五七十丸，茶汤温水任下。

化铁丹　八梅十六豆，一豆管三椒，青陈各半两，丁木不相饶，更加萝卜子，醋打面糊调，重车行十里，是铁化为销。

乌梅八个　巴豆十六个　胡椒四十八个　青陈皮各五钱　丁木香各二钱　萝卜子一两

醋糊丸。大人、壮人二十一丸，小人、弱人十五丸，盐酒下；心疼，醋汤下；恶心，姜汤下。

贴小儿癖块　在两胁下。如面色发红，及病上至心下至脐者，不可贴。忌鸡、鱼羊肉。

片脑真，五厘　透骨草　胆矾　木鳖仁　轻粉　穿山甲各一钱

上为细末。大人用一分，小人用三五厘。用大钱一个，将独瓣蒜捣烂，摊在钱上，掺药拎②蒜上，将钱药合在病上，布勒之。大人贴一炷香，小人贴半炷香，去药，虽痛无害，觉肚内响好，见大便恶物下好。贴后三时莫食，饮百沸汤一钟后食。

经验贴癖膏　曾经针灸过及病势大者，难治。忌发物。

阿魏三钱　蜈蚣二条，炙　全蝎三钱，炙　硼砂三钱　血竭三钱　栀子二两，为末，五两方得　大黄二两　芦荟三钱　雄黄二钱　胡黄连二钱　硇砂三钱

---

① 一：原脱，据《扶寿精方》卷之中“脾胃门”补。
② 拎：疑为“于”之误。

以上药，俱要真正，研细听用。用蜂蜜五钱，皮硝二两，萝卜汁二两，黑狗脑子一个，滚发酒糟二两，葱白汁二两，鸡子清二个，各汁合前末药和成膏子。每贴三钱或五钱，摊于生布上，外加布裹在病上，用一年老耐心人，昼夜常常用熨斗盛微火，慢慢熨之。每一贴贴一昼夜，待三五日再一贴。待大便见脓血，是效。消后须服补药。

消积正元散 开郁气，化痰健脾胃，消积止痛，攻补兼施，养正积自除之意。

白术炒 茯苓 陈皮 青皮 砂仁 麦芽 山楂 甘草各三分 香附炒 神曲炒 枳实炒 海粉 玄胡各五分 莪术 红花

上焦火郁加黄连；下焦火加盐、姜、栀、柏；冷气作痛加沉香、木香各五分。

姜三片，水煎，空心服。

散聚汤 治久气积聚，状如癥瘕，随气上下，发作有时，心腹绞痛，攻刺腰胁，小腹䐜①胀，大小便不利。

半夏 槟榔 当归 杏仁去皮尖 附子炮，去皮脐 陈皮 茯苓 枳壳 厚朴姜制 桂心 川芎 吴茱萸 甘草各一钱

大便干加大黄。

姜三片，水煎服。

金露丸即胜金丹 治诸积聚，癥瘕，痞块，久患大如杯；及黄瘦，宿水作声，朝暮咳嗽，积年冷气，腹下盘痛，绞结冲心；及两胁彻背，连心疼痛，气绕脐下，状如虫咬不可忍。又治赤白痢疾，十种水气，反胃呕逆，饮食多噎，是病皆疗。此药神效，不可具述。

---

① 䐜：原作“填”，据《三因极一病证方论》卷八改。

草乌炮　黄连各一两　人参　防风　柴胡　川椒去目及闭口者，炒出汗　桔梗　甘草炙　川芎　枳壳去穰炒　干姜炮　贝母去心　生地　官桂　吴茱萸盐汤浸　白茯　菖蒲米泔浸　厚朴姜炒　甘松去土　紫菀　鳖甲醋炙黄，各一两　巴豆一两二钱，去壳、心，醋煮三十沸

上为末，面糊丸。量大小人，三五丸加至二三十丸，按病调引子送。久服积自除。

守病丸

用巴豆二个（去皮），皂角末二钱，小枣二个（去皮核），捣为丸，梧子大。酒下一丸，朱砂为衣。

霍　乱

内有所积，外有所感，阳不升阴不降，乖膈而成，皆因饮食。脉多伏或绝。切勿与谷食米汤饮之，饮之即死。必待吐过一二时，饥甚方可饮食。

理中汤　治霍乱不渴。

人参　白术　干姜　甘草

水煎服。

五苓散　治霍乱作渴，去桂。

白术　茯苓　猪苓　泽泻

水煎服。

六和汤　治霍乱。

砂仁　半夏　杏仁　人参　甘草各一两　赤茯苓　藿香　扁豆姜汁略炒　木瓜各一两　香薷　厚朴姜制，各四两

每服一两，姜三片，枣一枚，水煎。先心痛则先吐，先腹痛则先利，心腹齐痛，吐利并作。若即饮食，立死。须当吐以

提其气，兼发散。吐用盐汤、白矾汤。转筋属血热，用四物汤。

藿苓汤 治霍乱，吐泻齐作。

藿香 厚朴 陈皮 甘草 半夏 白术 茯苓 泽泻 猪苓

上水一钟半，生姜五片煎，通口服。合香薷饮服好。

回生散 治霍乱吐泻。但一点胃气存者，服之回生。

陈皮去白 藿香各等

每服一两，水煎服。

华陀方 治霍乱，吐泻并作，头旋眼晕，手脚转筋，四肢逆冷。用药稍迟，须臾不救。

吴茱萸 木瓜 食盐各五钱

同炒焦，水三碗，煮令百沸，却入上药煎。任人冷热服。

又方 白矾枯末一钱，百沸汤调服。

又方 盐一撮，醋一钟，同煎服。

盐熨法

治吐泻心腹作痛，炒盐二升，布包，顿其胸前，并熨腹肚，上用熨斗盛火熨，又熨其背。

一方 治霍乱及绞肠痧，腹痛至死。炒盐温填脐中，上用大艾炷灸三五十壮，更灸关元三五十壮。

一方 治转筋法。男子以手挽其阴，女人以手牵其乳两边，此妙法也。

一方 治干霍乱。忽然心腹胀闷，刺痛，欲吐不吐，欲利不利者是。以二陈汤煎服，服毕以物探吐，以提其气。原吐者，以物仍探吐尽。

一方 治干霍乱心腹痛。服滚盐汤一碗，立止。

又方　以筯①于手足曲湾处刮出紫红者好。

阴阳汤　治霍乱腹痛甚，凉水半碗，百沸汤半碗，相合服。

又方　以白沙糖、绿豆粉等分，冷水调服。

又方　掘阴地二三尺深，入水在内，搅地浆水服。随服随吐，吐后再服，吐尽好。

一方　治转筋霍乱。用皂角末吹鼻中，得嚏即止。

一方　治抽筋泄方。腹中搅痛，腿脚如抽筋，十指黑者是也。用食盐一撮，河水一钟。如无河水湾水亦可。井水一钟，和而服之，立愈。忌热物半日。

一方　治转筋入腹将死。用生姜一两捶碎，酒三升煮，顿服。

燥结

热厥脉伏，时或而数。便秘难治，不可错。燥结血少不能润泽，理宜养阴。

导滞通幽汤　治大便难，幽门不通，上冲吸门不开，噎塞不便，燥秘气不得下。治在幽门，以辛润之。

当归身　升麻　桃仁泥各一钱　生地　熟地　甘草炙　红花各三钱　麻仁泥　大黄　槟榔末各一钱半

水煎服。

紫苏麻仁粥　老人服之能顺气，滑大便。

紫苏子　麻子仁

上二味研烂取汁，煮粥食之。

搜风顺气丸　治虚老之人，大便秘结。方见中风门。

---

① 筯：疑为“筋（箸）”之误。

通神散 治妇人大便不通。

大黄 芒硝 桃仁 郁李仁汤泡去皮，微炒，各一两 木通不见火，五分 当归 川芎 生地黄 芍药各二钱

上为末，每服二钱，米汤调下。

一方 治大小便不通。用火烧盐，纳于脐中，切大蒜一片盖盐上，灸三五壮即通。

又方 用生白矾末一匙安脐中，冷水滴之，令透内，自然通。

又方 连根葱二根，生姜一块，淡豆豉二十一粒，盐二匙，同捣烂，捏作饼，烘热掩脐中，以帛扎定。良久，气透自通，不然再换一饼，上用热砖熨，尤快。

一方 用草乌头为末，大葱白头涎蘸乌头末，纳肛门内即通，油亦好。

一方 蜜导法。方见前。

一方 治大小便不通。用田螺三枚，连壳捣如泥，加麝香少许贴脐中，以手揉按立通。

六味地黄丸 治内虚热，小便频数不禁。方见虚损门①。

一方 小便不禁，出而不觉者，虚弱不禁。

白术 茯苓 泽泻 猪苓 川芎 当归 芍药 地黄 山茱萸各一钱 五味子十五粒 肉桂五分

有热加黄连、栀子、黄柏。

水煎，空心温服。

一方 小便不通，海纳子烧灰，酒调服。

一方 小便不通，用韭菜子二三合，研为末，麝香一钱，

---

① 门：原脱，据文例补。

和之为饼掩脐上，以手帕缚之，小便如泉出即愈。冬月无子，根亦可。

一方　治老人气滞，大小便不通，流气饮好。方见气门。

加味四苓散　治小便不通。

白术　赤茯苓　猪苓　泽泻　海金沙　木通　车前子

水煎服。

诸　淋

淋痛有五，皆属热。

治诸淋

白术　茯苓　泽泻　猪苓各一钱　滑石二钱　甘草梢五分　灯草三十茎　山栀一钱半　车前一钱

上空心水煎服。

八正散　治大人小儿心经蕴热，脏腑秘结，小便赤涩，癃闭不通，热淋，血淋，膏淋，沙淋，石淋，并皆治之。又如酒后恣欲而得者，小便将出则痛，尤好。

车前子炒　瞿麦　萹蓄　滑石　甘草　栀子　大黄　木通　灯心　竹叶

上水一钟半，煎至一钟，空心热服。

清心莲子饮　治上盛下虚，心火炎上，口苦咽燥，微热，小便赤涩，或欲成淋，并主之。

石莲肉　赤茯苓　人参　黄芪　甘草　麦冬　地骨皮　黄芩　车前子　地肤子倍加

上空心，水煎服。

一方　下焦无血，小便涩数而黄。

用四物汤加黄柏、知母、牛膝、甘草梢，并二神散，即海金沙、滑石。

上为末。每服二钱五分，多用灯草、木通、麦冬煎，入蜜少许，空心调服效。

一方　治老人气虚而淋者，及溺有余沥，并治之。

人参　白术　木通　栀子各等

空心，水煎服。

一方　治妇人诸淋。用牛膝二两，水五碗，煎至一碗，去柤，入麝香、沉香各少许调服。小便内下沙石，剥剥有声，甚效。

灸法　治小便淋涩不通。

用食盐炒热镇脐中，即以艾灸七壮通。

发灰散　治血淋。若单出血为茎衄，皆主之。

用少年发不拘多少，烧灰入麝香少许，米醋泡汤调下。

一方　治淋茎中痛。甘草无甘味者、木通各五钱，盐二分半，水煎，露一夜，空心，冷热任服。

一方　清淋导赤汤及血淋，阴中刺痛，涩沥不利，慎劳戒气，房劳、厚味、椒蒜、煎炒忌。

条芩炒，八分　木通一钱　泽泻一钱　赤茯一钱　生甘草梢一钱　赤芍八分　生地一钱　归尾一钱　栀子仁炒，一钱　滑石一钱　灯心十茎　竹叶①

新汲水煎，空心服。或痛或不痛，皆可服。

有左胁下一条痛者，肝气不和，加青皮、川芎。

白　浊

一方　治白浊茎中痛，有痰，腿膝酸弱。

---

①　竹叶：原书无剂量。

茯苓七分　甘草梢五分　半夏一钱　栀子七分　车前子八分　升麻八分　赤芍八分　黄柏一钱　柴胡八分　苍术一钱　牡蛎一钱

如作丸服，加菟丝子。

空心，水煎服。

一方　治白浊。以七气汤送下，青州白丸子，空心服效。方见气门。

一方　治白浊及热淋、血淋。用鸡子二个，每一个略敲破，去些小清装升过，硫黄三分，胡椒三分，大黄二分，将孔纸封，入米饭锅中埋留头，慢火蒸熟。空心，立地细细嚼服一个，温黄酒送下，连三日服三个。诸药不效，服此愈。

清心莲子饮　治白浊亦好，治赤浊。见前。

一方　治男子白浊，妇人白带。用陈冬瓜子仁，炒为末。每服五钱，米饮调下，不过三服。

一方　又赤浊。用石莲肉、莲心、甘草（炙）一两为末。每服二钱，灯心煎汤调服。

一方　治精气虚滑，遗泄不禁，名玉锁丹。用龙骨、莲蕊金色者，鸡头实、乌梅肉各等分为末，用熟山药去皮为膏，和丸小豆大。每三十丸，空心，米汤下。

郁金黄连丸　治心火炎上，肾水不升，致使水火不得相济，膀胱小肠积热，或癃闭不通，或遗沥不禁，或白浊如泔，或膏淋如浓①，或如栀子水，或如沙石米粒，或如粉糊相似者，俱是热癃也。此药皆治之。

郁金　黄连各一两　黄芩　琥珀研　大黄酒浸，各二两　滑石

---

① 浓：通“脓”。《后汉书·华佗传》：“初，军吏李成苦咳，昼夜不寐。佗以为肠痈，与散两钱服之，即吐二升浓血，于此渐愈。”

四两　牵牛炒头末，三两　白茯苓四两

上为末，水丸梧子大。每服五十丸，空心滚汤下。

如消导饮食，降心火，加沉香五钱。

萆薢分清饮　治真元不足，下焦虚寒，小便白浊，频数无度，凝白如油，或如膏糊，光彩不定。

益智仁　萆薢　石菖蒲　乌药　盐少许

水煎，空心服。

燥湿固元养精汤

苍术一钱　赤茯一钱　萆薢二钱　山茱萸去核，一钱半　泽泻七分　白术一钱　当归八分　益智仁一钱　牡蛎煅，一钱　黄柏炒，八分　乌药一钱　竹叶十片　灯心十茎

空心，水煎。

一方　治白浊。以二陈汤加升麻、柴胡、苍术、白术；赤浊加白芍药。因胃中不清，痰浊下流，以为赤白浊，此方甚好。

脱　肛

气虚不能固，而下脱也。

治方　脱肛，多主气虚。

人参　黄芪　川芎　当归　升麻

血①虚者加芍药、地黄；血热者加炒黄柏；虚寒者加炒黑干姜。

水二钟，空心，煎服。外以五倍子细末托而上之。

香荆散　治肛门出，大人小儿并治之。

香附子　荆芥穗

①　血：原作“白”，形近而误，据文义改。

为末，每服三匙，水一碗，煎十沸服。

一方　加砂仁。

洗方　用陈壁土泡汤，先熏后洗。

又方　五倍子末三钱，枯矾①少许，煎汤，熏洗。

一方　治脱肛神效，亦治痔疮。

用熊胆五分，儿茶一分，冰片一分，为末。以人乳调搽肛上，热汁自下而肛收矣。

一方　治脱肛。青石脂碾细，水合，包大蜘蛛一个，麝香少许在内，烧为炭，覆地上，出火毒，为末。用少许在肛上收。

又方　以狗悬后二足，控取涎，付肛上即收。

一方　治肛痛如火烧，或肿痛，皆可治，神效。

白术一钱　当归七分　赤芍五分　赤茯五分　条芩五分　黄连五分　枳壳五分　大黄醋炒，五分　升麻三分

水煎，空心，热服。

跌扑损伤

跌扑损伤，须用苏木和血，黄连降火，白术和中。童便煎服，加当归、乳没、金银花。在下者，可先须补接后下瘀血。在上，宜饮韭汁，或入粥内服。且不可饮冷水，即死。

复原活血汤　治从高坠下，恶血流于胁下，疼痛不可忍。

柴胡五钱　天花粉　当归各三钱　红花　甘草各一钱　大黄酒浸，一两　桃仁五十个，酒浸，研如泥　穿山甲炮，三钱

上每服一两，水煎服。

鸡鸣散　治从高坠下及木石压伤，瘀血凝积，痛不可忍，

① 矾：原作“凡”，形近而误，据文义改。

并以此药推陈致新。

大黄酒浸，一两　桃仁七粒，去皮尖　归尾五钱

上酒一碗煎，五更鸡鸣时服，取下恶物愈。

又方　若一时气绝不能言，急以热小便灌之即苏。

一方　腹痛者，有瘀血，桃仁承气汤加苏木、红花下之。即芒硝、官桂各三钱，甘草二钱半，大黄一两，桃仁、红花、苏木。

水煎，热服。

乳香定痛散　治打扑损伤，落马坠车，一切疼痛。

乳香　没药　川芎　白芷　芍药　甘草　牡丹皮　生地黄

上为末，每服二钱，温酒童便调服。

乌金散　治打扑损伤。付药用。

小黄米粉四两，葱白（细切）一两，同于沙锅中炒至黑色，杵为细末，用好醋熬成膏子，摊在纸上，贴与损伤病处。后用杉木皮或薄板，以纸包裹，四面四片，绢袋扎搏，不可动摇，一二日一换。内服接骨药。

一方　加牛角烧灰好。

一方　跌扑伤重，口吐鲜血不止，即饮热童便立止。后服药。

一方　跌扑伤重，遍身疼痛或肿。用公鸡一只，取热血投热酒中，量用酒多少，通口服，汗出好。

接指方　或刀斧或被物折伤，指出血疼痛者。

用真正沉重苏木为细末，付断指间，外用蚕茧包裹完固，数日愈。

接骨紫金丹　治打扑损伤，皮破骨折，瘀血攻心，发热昏晕，不省人事，此药神效。

土鳖不拘多少，焙干，去足，净称，一钱　乳香一钱　没药一钱　自然铜醋煅七次　骨碎补一钱　大黄一钱　血竭一钱　归梢一钱　硼砂一钱

上各制为末，磁罐收之。每服七八厘，好酒热调服，一次效，其骨自接。如有瘀血，自下。吐血等证，每服八厘。或妇人月经不通，每七厘加麝香七厘，酒调服，血即通。

通血散　治打扑伤损，污血入心，下之立愈。

归尾　枳壳烧　木通　泽兰　大黄　桃仁　苏木　红花各三钱

上为末，滴水丸。每服二钱，好酒下。重者，童便合酒下。

一方　又跌扑伤重，牛角内肉烧灰。大人服六分，小人三分，用甘草、归尾、红花煎汤，入酒调服。

加味芎䓖汤　治打扑伤损，败血流入胃脘，呕血如豆汁。

当归　白芍　芎䓖　荆芥穗　百合水浸半日，各等分

上每服四钱，水一钟，酒半钟同煎。

一方　治诸般打扑伤损，皮破血出，痛不可忍。用赤石脂研末付之，煅尤好。

破伤风

羌活防风汤　治破伤风邪，初伤在表。

羌活　防风　川芎　藁本　当归　芍药　甘草各四两　地榆　细辛各二两

热加黄芩，大便秘加大黄，即大芎黄汤。

上水一钟半，煎至一钟，看伤在上下，食前后热服。租即时煎服。

养血当归地黄汤　治破伤风自表入里。

当归　地黄　芍药　川芎　藁本　防风　白芷各二两　细辛五钱

上锉，每服一两，水煎，通口热服。

玉真散　治破伤及金刃伤，打扑伤损，风犬咬伤。

天南星　防风各等

上为末，以药付疮口，然后以温酒调服一钱。如牙关紧急，角弓反张，用药二钱，童便调下。打伤欲死，但心头微温，以童便灌下二钱，并进二服。天南星为防风所制，不麻。

又名**定风散**　治风犬咬破，先口噙浆水洗净，绵拭干，贴上药，无脓不发。

一方　治破伤散。

苍术烧存性　草乌各等

为末，热酒调服二钱。汗出，避风处。

羌活汤　治破伤风，半在表半在里者。

羌活　菊花　麻黄　白茯　川芎　防风　石膏　前胡　黄芩　蔓荆子　细辛　枳壳各一两　甘草　薄荷　白芷各半两

上每服一两，水二钟，生姜五片煎。通口热服，相即煎服，取汗。

白术散　治破伤风，大汗不止，筋挛搐搦。

白术　葛根　芍药　升麻　黄芩各五钱　甘草七钱半

上每服一两，水煎服。

夺命丹　治破伤风，角弓反张，牙关紧急，神效。

天麻　白芷　川乌去皮，各二钱半　草乌　雄黄各一钱

上为细末，酒糊为丸梧子大。每服十丸，温酒送下。

芎黄汤

川芎一两　黄芩六钱　甘草二钱

每服五七钱，水煎服。

大芎黄汤下药

川芎半两　羌活　黄芩　大黄各一两

每服一两，水煎服，下后自愈，甚效。

一方　治破伤风极有神效。初觉有风时，急取热粪堆内蛴螬虫一二个，用手捏住，待虫口中吐些小水，就抹在破伤处，身穿稍厚衣裳，待片时，疮口觉麻，两胁微汗出风亦好，立效。如风紧急，速取此虫三五个，剪去尾，将肚内黄水涂疮口，再滴些小入热酒内，饮之。汗出，神效。有汗最怕惊，慎之。

一方　烧鱼胶存性，研细，热酒调下一钱效。

一方　治刀斧伤，断筋络。用嫩公鸡去皮、毛、肠、肚，煮半熟作酢。空心常服，酒送，能续①筋接骨。

又方　治破伤风入里。

南星　半夏　川乌　草乌　天麻各二钱　朱砂　雄黄各一钱

上为末，每服一钱，避风处，热酒调下，取汗愈。

如圣散

白芷　川芎　防风　细辛　雄黄　苍术　乌头　两头尖

上为末，热酒调服二钱。忌油腻。

接骨方

先服甘草、归尾、红花、麻黄各一钱，酒煎服。不饮酒，水煎服。后用牛角肉灰二钱，研细，酒调，空心服，能接骨。

疝　病

睾丸连小腹痛者是也。有睾丸痛者，有痛在五枢穴者，或

① 续：原作“绪”，音近而误，据文义改。

无形无声，或有形如瓜，有声如蛙，皆以为寒也。专主肝经，与肾经绝无相干，宜灸大敦、三阴交二穴。

治方

枳实　橘核　山栀炒　山楂　吴茱萸汤泡

湿胜加荔枝核；有瘀血加桃仁；挟虚者，加参术为君，按之不定者是。寒疝囊冷结硬，得于寒湿而发，冬月者加吴茱萸、桂枝、干姜；水疝肾囊肿痛，阴汗时出，囊肿如水晶，得于饮食醉酒者，加泽泻、猪苓、茯苓；筋疝，阴胫肿胀，或茎中痛，痛极则痒，或挺缝不收，得房劳所致，加炒白术、茯苓、黄连；气疝，其状上连肾区，下及阴囊，或因号哭忿怒气郁而发者，加柴胡、青皮、香附；狐疝，其状如瓦，卧则入小腹，行立则出小腹，入囊中者，加青皮、香附、苍术；㿗疝阴囊肿缒，如升如斗，不痒不痛，得之地气卑湿，加白术、茯苓、泽泻、猪苓、苍术。

加减柴苓汤　治诸疝，和肝肾，顺气消疝，治湿之剂。

柴胡　甘草　半夏　茯苓　白术　泽泻　猪苓　山栀炒　山楂　荔枝核

上各等分，姜三片，水煎，空心服。

一方　乌头、栀子各等，水煎服。按之不定属虚，加桂枝姜汁丸服，此乃劫剂。

茴香丸　又名回春丸，治疝气，神效。

茯苓一两　白术一两　山楂子一两　枳实八钱　八角茴香炒，一两　吴茱萸一两　橘核三两　荔枝核一两

上为末，炼蜜丸，每丸重一钱五分。空心细嚼，姜汤下。

疝气神方　其病甚至气上冲，如有物筑塞，心脏欲死，手足厥冷，二三服除根。

硫黄铫中溶化，投水中去毒，研　荔枝核炒黄，为末　陈皮各等

上末，饭丸梧子大。每十四丸，空心酒下，其疼立止。自觉痛不能支持，略加六丸，再不可多用。

夺命丹　治远年近日小肠疝气，脐下撮痛，外肾偏坠肿硬，阴间或湿痒，抓成疮癣。

吴茱萸一斤，酒浸四两，醋浸四两，汤浸四两，童便浸四两，各浸一宿，焙干　泽泻去毛，二两

上为末，酒煮，面糊丸梧子大。每服空心五十丸，温酒盐汤任下。

一方　治小肠偏坠。用生姜二两五钱去皮，一半留皮，一半共捣烂取汁，倾在热酒内，加盐少许，空心温服，不过三服愈。

小肠疝气方

用经霜老丝瓜烧灰为末，空心热酒调下，汗出，神效。

橘核散　治小肠气痛坚硬。此乃肝肾二经，皆因嗜欲内戕，肾家虚惫，故阴阳不相交，水火不相济，而沉寒痼冷，凝滞其间，胀腹作痛，顽痹结硬，势所必至也。

橘核为末，每服二钱，空心温酒或盐汤任下。

五积散　亦治子痛发热。方见寒门。

一方　治偏坠肿痛。用花椒四两，炒，布包熨肿，冷更易。

一方　小儿阴囊肿痛及茎肿。用生甘草汁、轻粉、蚯蚓泥，研调付。

一方　治疝气不甚痛，气不升降，膈气好怒，胸痞有痰，减食。

南星姜制，五钱　半夏姜制，五钱　黄柏酒炒，四钱　苍术盐水炒，五钱　山楂肉五钱　桂枝一钱　神曲炒，三钱　青木香二钱　吴

茱萸盐汤炒，三钱　大茴炒，二钱　小茴盐水炒，五钱　川楝肉炒，四钱　枳实炒，四钱　故纸炒，二钱　香附炒，三钱　泽泻去毛炒，五钱

上末，酒糊丸。每五十丸，空心盐汤或酒送下。

葶苈木香散　治疝气外肾肿痛亦好。又治水肿腹胀，内外湿热太甚，小便赤涩，大便滑泄。此药下水湿，消肿胀，止泄，利小便圣药也。

葶苈　赤茯苓　猪苓　白术各二钱半　木香五分　泽泻　木通　甘草各五分　桂二钱半　滑石三两

上为末，每服三钱，白汤调服。

一方　治疝气偏坠疼痛，诸疝皆治。

乳香一两　肉桂三钱　大茴一两　小茴一两　沉香四钱　广木香一两　青石三钱　川楝肉一两

先将青石煅，酒淬三次，就将淬青石酒加葱白调药末一钱八分，空心服。

二香定痛散

广木香　小茴香　川楝子肉各等

为末，每服二钱，热酒调下，连三服效。

一方　治疝气危急者。全蝎去毒，玄胡索等分，末。每一钱五分，空心盐酒送下。

大便不通

一方　治大便不通。用猪脂二两，水一碗煮汤饮之，立通。

一方　用蜣螂入巴豆烧存性，为末，酒调四分服。

一方　用猪胆导法。见伤寒门。

一方　炼蜜导法。见伤寒门。

一方　葱白导法。见伤寒门。

三化汤 见中风门。

大小承气汤 见伤寒门。

一方 治大便不通。用独头大蒜，煨熟去皮，绵裹塞粪门内。

一方 治大小便关格不利。用皂荚烧研末，粥饮下三钱。

小便不通

有血虚，有痰，有风闭，有实热。

气闭用参、芪、升麻等先服后吐，或参、芪药中探吐；血虚四物汤，或芎、归中探吐亦可；痰多二陈汤，先服后吐；若痰气闭塞，加木通；一云木香、香附探吐。以上俱用探吐，以提其气，气升则水自降。盖气承载其水也，有实热者当利之。沙糖汤调牵牛末二三分，或山栀之类。有热、有湿、有气结于下，宜清、宜燥、宜升。有孕之妇，多患小便不通，胞被胎压下故也。《转胞论》用四物汤加参、术、半夏、陈皮、甘草、姜、枣煎汤，空心服。一妇人脾痛后患大小便不通，此是痰隔中焦，气滞于下焦，以二陈汤加木通，服后煎柤服，探吐之。《脉诀举要》：鼻头色黄，小便必难。脉浮弦涩，为不小便。

蒲黄汤 治心胃有热，小便不通。

赤茯苓 木通 车前子 桑白皮炒 荆芥 灯草 赤芍 甘草微炒 蒲黄生 滑石

共为末，葱白煎汤，调下二钱。

葵子汤 治膀胱实热，腹胀，小便不通。

赤茯去皮 猪苓去皮 葵子 枳实麸①炒 瞿麦 滑石 木通

---

① 麸：原作“夫”，据本书“炮制药法”枳实条“麸炒”改，下同。

黄芩　车前子　甘草炙，各等

上每服四钱，姜五片，水煎，空心服。

海金沙散　治小便淋漓，及下焦湿热，气不施化，或五种淋疾，癃闭不通。

海金沙研　木通　瞿麦穗　滑石　通草各半两　杏仁去皮、尖，麸炒，一两　灯心二十茎

水煎。

宣气散　治小便不通，脐腹急痛。

甘草　木通各三钱　栀子二钱　葵子　滑石各一钱

上为末，灯心汤空心调下二三钱。

八珍散　治大人、小儿小便不利，或不通。

大黄　木通　滑石　粉草①　瞿麦　山栀　黄芩　荆芥

上为末，每服一钱。煎，薄荷汤调下。小儿减半。

八正散　加木香，治膀胱不利。为癃闭者，小便闭而不通。方见淋门。

一方　治膀胱有实热，小便不通。用朴硝研，每空心煎茴香汤，调下二钱。

一方　治小便不通，百法不能取效，此方最好。

陈皮　半夏　茯苓　猪苓　泽泻　白术　木通　黄芩　栀子各一钱　升麻三分　甘草二分

水煎，空心服。少时以鸡翎探喉，吐之得利而止。妙在吐法。

一方　用土狗和蒜捣烂，贴脐上。

一方　用蚯蚓捣烂，冷水滤，浓汁半碗服，立通。

① 粉草：甘草的别称。

又方　用猪胆投热酒中服，立通。

一方　用盐填满，以艾灸之。

草蜜汤

生车前草，捣取自然汁半钟，入蜜一匙，调服。

脚　气

羌活导滞汤　治脚气初发，一身尽痛，或肢节肿痛，便溺阻膈，或行步艰难，以此药导之。后服当归拈痛汤。

羌活一钱　独活一钱　防风一钱二分　当归一钱　大黄酒浸，一钱半　枳实炒，一钱

水煎，空心服。

生料五积散　方见寒门。

苏子降气汤　方见气门。

东垣健步丸　治脚气神效。

羌活　柴胡　防己　甘草炙　滑石炒　苦参　瓜蒌根各半两　防风三钱　川乌一钱

上为末，酒糊丸麻子大。每服百丸，空心，荆芥煎汤下。

一方　加苍术、黄芩、黄柏、牛膝，治痿亦好。足腿痛。

一方　四物汤加知母、黄柏、牛膝，煎服。

一方　治脚气。累试神效。

麻黄去根留节，炒，三两　僵蚕三两，炒，为末　没药　乳香各五钱　丁香一钱

上各研为末。每服一两，好酒调下，取醉，汗[1]出至脚为度。候汗自干即愈。后用五枝汤洗，桃柳梅槐桑煎汤，先饮好

① 汗：原作“汉”，据文义改，下同。

酒三杯，洗脚住痛为妙。

一方　转筋，皆属血热。四物汤加酒芩、红花煎服。筋动于足大指，上至大腿近腰结，此奉养厚。因风寒而作，再加苍术、南星。

槟苏散　治风湿，脚气疼痛不已。此药疏通气道。

香附便浸　陈皮　苏叶　木瓜各二钱　槟榔一钱半　甘草三分

上水二钟，葱三根煎，空心服。凡患脚气，切不可淋洗，及服补药。

一方　加五加皮。

一方　用大附子生为末，唾津调和成饼子，贴涌泉穴，缓缓以艾灸，引热下行妙。

一方　当归拈痛汤亦好。方见痛风门。

痿　弱[1]

起于肺热。有湿热者，有湿痰者，有血虚，有气虚，有瘀血者，不可作风治。

东垣健步丸　方见[2]脚气门。

一方　治气虚痿弱。

人参　白术　甘草　黄芩　黄柏　苍术

空心，水煎服，送补阴丸尤好。

一方　治湿痰痿弱。

苍术　白术　黄芩　黄柏　竹沥　姜汁　陈皮　半夏　茯苓　甘草

---

① 痿弱：原作“痿病”，据原目录与下文文例改。

② 见：原无，据文例补。

上用水一钟半煎，空心温服。

一方　治骨软风腰膝疼，行履不得，遍身瘙痒。

大何首乌、牛膝各一斤，酒浸七日，晒干臼内捣为末，炼蜜为丸梧子大。每三五十丸，空心温酒或白汤下。

补肝汤　治前阴如冰冷并阴汗，两脚痿弱无力。方见虚损门。

卷之四

诸　疮

痈疽，只是热胜血，阴阳相滞而生。中年以后，不宜有此病。《脉诀》曰：痈疽浮数，恶寒发热，若有痛处，痈疽所发。脉数，发热而痛者阳，不数、不热、不痛者阴。疮发痈之脉，弦洪相搏，细沉而直，肺肝俱数。

真人活命饮　治一切痈疽，恶疮，恶候，发背，发脑，发髭，发鬓，发胁，发乳，疖毒，骑马肚痈，腿痈，气块、血块、面、目、手、足浮肿，俱治。

穿山甲三片，蛤粉炒　天花粉一钱　甘草节　乳香　白芷　赤芍　贝母各一钱　防风七分　没药　皂角刺各五分　归尾酒洗　陈皮各钱半　金银花三钱

上用金华酒钟半，煎服，连进二三服。

初觉肿毒加大黄、木鳖子，溃后及虚老之人，去大黄、木鳖子，加生黄芪，水煎服。

槐花酒　治发背及一切疔疮肿毒，不问已成未成，但焮痛者并治之。

用槐花洗净，微炒黄，乘热入好酒二钟，煎十余沸，连服二三服即愈。乳痈尤好。

拔毒疔苍耳散

用苍耳根茎苗子，烧灰为末，醋泔靛水和泥涂上，数次效。

忍冬藤酒　治痈疽发背，初发不问何处。及妇人乳痈，常服此药神效。

忍冬藤（即金银花苗）五两，生甘草节一两，用沙罐内水二碗，煎至一碗，再入好酒一碗，再煎数沸，去柤。作三次温服，一日服尽。如疮重，一日煎两剂服。取叶研烂，白酒调涂，四围留口。

内疏黄连汤 治疮，皮色肿硬，发而呕，大便燥结，脉洪实，以此微利之。

黄连 芍药 当归 槟榔 木香 黄芩 栀子 薄荷 桔梗 甘草各一两 大黄二两半

上每服一两，水一钟半，生姜三片，煎服。

益气养荣汤 治疮溃后可常服，生肌肉①，不致生他患，甚好。

白术炒，二钱 人参 陈皮 香附 甘草 白茯 熟地 贝母 当归 桔梗 白芍各一钱

如口干，加五味子、麦门冬；往来寒热，加柴胡、地骨皮；脓清，加黄芪；脓多加川芎、白芷；肌肉生迟，加白蔹、肉桂。

上水一钟半，煎至一钟，看疮在上下，食前后温服。

蜡矾丸 消痈疽，乳痈，肠痈，托里消毒，及一切恶疮。又固脏腑，止疼痛，不损膜。

真黄蜡二两 明矾三两

先将蜡微火化，离火入矾末中，和匀，众手丸梧子大。每服二三十丸，空心、日中、临卧各一服，温水送下。忌鸡、鱼、羊肉、鸡子。

治痈疽，收疮口，**生肌散**。

白龙骨煅 白蔹 乳香 没药

---

① 肉：原作"内"，形近而误，据文义改。

上研极细，掺之，粗则反痛。

一方　治乳痈未溃法。

甘草节　青皮　瓜蒌仁　金银花　当归　没药　皂角刺　连翘　川芎　黄连各等分

水煎，食远热服。加酒半钟，尤好。

一方　治乳痈各样疮已溃者。

人参　黄芪　川芎　当归　白芍　青皮　瓜蒌　甘草节　白芷

上各等，水一钟半，煎服。

一方　凡乳痈发痛者，生于心也，俗呼吹乳是也。吹者，风也。风热结于乳房之间，血脉凝注，久而不散，溃腐为脓。宜用益元散，生姜汤调下，冷服，或新汲水调服，昼夜可三十次，自解。

神仙太乙膏　治痈疽及一切疮毒，不问年月深浅，已未成脓者，并治之。如发背，先以温水洗净，软帛拭干，用绯绢摊贴之。更为丸，用冷水送下；血气不通，温水下；赤白带，当归酒下；喉痹及咳嗽，缠喉风，并用新绵裹置口中噙化下；一切风赤眼，捏作小饼，贴太阳穴，外以山栀子汤下；打扑伤损，外贴内服，橘皮汤下；腰膝痛，贴患处，盐汤下；唾血者，桑白皮汤下。以蛤粉为衣，其膏可收十年不坏，愈久愈烈。又治瘰疬，瘘疮，并用盐汤洗贴，酒服。凡妇人经脉不通，甘草汤下。一切疥疮，用麻油煎滚，取出少许，和膏涂之。虎犬蛇蝎、汤火、刀斧伤者，皆可内服外贴。神效。

玄参　当归　赤芍　肉桂　大黄　生地黄　白芷真正者，各净称，一两

上用真香油二斤，入沙锅炸药老黄色，去柤，称净油二斤，

入飞丹一斤，熬用。

水澄膏 治疮发热焮肿毒疼痛。

大黄 黄柏 郁金 白及 南星 朴硝 黄蜀葵无亦可

上为细末，以新汲水调药二钱搅匀，澄底去水，摊贴。

一方 治发背阴疮，不焮①肿热者是。用雄鸡冠，以剪剪其尖少许，头向下，滴血入疮中，血尽再换。不过五六只，止痛消毒，数日自愈。

一方 治发背疮神效。用生蜜合生面为饼贴疮上，待饼干再换，三五次即愈。疮有口，就口上贴之。

生肌散 治一切痈疽恶疮，溃后敛口生肉。

赤石脂煅 海螵蛸 龙骨煅，各一两 乳香 没药 血竭各二钱 轻粉一钱 朱砂 郁金 黄丹飞 黄连 白芷各五分

上为极细末，掺口上，用灯心数茎，上用太乙膏贴。

拔毒散 付各样初生肿毒焮热者。

寒水石三两 石膏二两 黄柏一两 大甘草一两

上为极细末，水调付之。

一方 治各样肿毒初起热盛者。用五倍子（炒存性）、百草霜等分。

一方 无百草霜，加大黄、硝（为末），热醋调付神效。

内托千金散 治脑背痈疽，乳、便毒等恶疮。

人参 当归 黄芪 芍药 川芎 甘草 瓜蒌 白芷 官桂 桔梗 金银花 防风各等

上用水二钟，煎至七分，入酒半钟，去柤，温服。疮痛甚者，加当归、芍药或乳香，日进三服。一服之后，疮口内有黑

① 焮：原作“炊”，据文义改，下同。

血出者，或遍身汗出，皆药之功效。如病势恶者，须称药一两，水一碗煎服。未成者自散，已成脓者自溃。

一方　治湿热疮，薄皮疮。

腊月猪胆（炙），黄柏（为末）一两，入轻粉五分同研，湾水调付。

一方　用蒲黄、轻粉、滑石付亦好。

神效散　治一切恶疮，医所不识者。

水银油研不见星　黄柏　黄连　松脂　腻粉　甘草　土蜂窝

同研，油调付。

一方　治肺受风热毒气，遍身生疮或湿烂。用苦参为末，粟饭丸梧子大。每服五十丸，米汤下，忌口，日二次用。

完肌散　亦治头练疮。

用定粉　枯矾　黄连　乳香　龙骨各一钱　黄丹　轻粉各一两

为末付之。

要孩儿疮　又名暗疔疮，多生腋下。

硼砂　血竭　轻粉各一钱半　金头蜈蚣一条　蟾酥五分　雄黄一钱　片脑少许　麝香一字

上为细末，用蜜和为膏。看疮有肿头处，用小针挑破，以药抹纸上封贴，次日其脓自出。破后用太乙膏贴。

血风疮马齿苋膏　治两足血风疮，两脚背风湿疮，痛痒至骨不可忍者。

马齿切碎焙干　黄丹飞　黄柏　枯矾　孩儿茶各三钱　轻粉一钱

上为细末，和匀后入轻粉，用生桐油调，摊于厚油纸上贴。先用葱椒汤洗净，软帛拭干贴。

一方

大人肥疮，坐板疮，及小儿奶癣疮。

大枫子肉五钱　黄柏末五钱　蛇床子二钱半　枯矾二钱　雄黄一钱　轻粉一钱二分半

腊猪油调搽。

代针膏　治诸疮脓熟不溃，不敢用针刺者。

乳香二分　白丁香直细者　碱　巴豆去壳，炒焦，各五分

上为末，热水调点疮头上，常以碱水润之。

神效瓜蒌散　治乳劳、乳痈已成，化脓为水，未成即消。治乳之方甚多，此方神效。

瓜蒌大者两个，捣　甘草　当归各五钱　乳香另研　没药另研，各一钱

上作二剂，水三碗，煎至二碗，分三次服。一日尽，以柤罨患处。

一方

治瘰疬一切痈疽，恶疮肿毒，便毒，并效。

一方

治老鼠疮。用雄鸡肚去粪，不见水，黄皮焙干为末，香油调搽立效。

一方

洗大小人各样疮及洗风热、湿热疮，似锦纹斑点，俱可洗之。

防风　荆芥　苦参　甘草　威灵仙　当归　地骨皮　黄柏　槐柳枝

用水或多少煎汤洗之。

一方

治发背疮破后，用葱头连须捣烂，与蜜和匀。先用滚盐汤、青穰布蘸汤洗，不论遍数。始初觉痛，荡久自快。只以洗净败肉脓血，仍以温软穰布缠，干付前葱蜜，日三四次易之。如疮势恶大者，疮外以熟面作圈圈之，一指许高，纳药在内，可与圈平。疮内毒热之气上升，熏手觉热，患人疮上如冰，易一二次不疼，十数日不得睡即得睡。换三五次。五七日愈六七分，十余日肉平而愈。须忌毒热之物。

一方

止用蜜和生面为饼，贴于疮上，待干再换，三五次即愈。如疮有口，饼亦留口，大效。

生肌散 治湿热烂疮，并刀斧伤疮。

寒水石（煅）一两（为末），黄丹二钱，名桃花散。加龙骨、儿茶各一钱，名红玉生肌散，极效。先洗净疮效。

又方

治烂疮不收口，并刀斧伤出血不止。

乳香一钱　血竭五分　轻粉一钱　寒水石煅，三钱　没药一钱　海螵蛸五分　龙骨六分　儿茶六分　黄丹一钱半　赤石脂煅，一钱半

上为极细末，每上药净末一两，煅天灵盖末一两，同研，洗疮付。

一方　治各样恶疮未破者，散风热，清心解毒为主，不可用辛热之药。

连翘　栀子　归身尾　川芎　芍药　皂角刺　黄连　黄芩　荆芥　薄荷　金银花　羌活　防风　甘草节　玄参　大黄

在头面加升麻三分；在眼、鼻、口、面加白芷、葛根；在耳侧加柴胡、青皮；在背后倍加羌活；痛甚加乳没。

上每服一两，用水二钟，煎至一钟，看上下，食前后服。

一方　治各样发背、恶疮。已溃出脓后为之走气血，当用十全大补汤加减，多服自安。忌苦寒之药。外用神仙太乙膏贴，有神妙之功。去白术，加白芷。

一方　去各样疮痕。

衣鱼　鹰屎　僵蚕

同研细，唾津调，频付消。

乳香善应膏　治痈疽发背，诸般恶疮，打扑伤损，筋骨疼痛瘀血，年久烂疮，顽疮，小儿癖块，并宜贴之。

乳香　没药　血竭各三钱　真阿魏二钱　真麝香一钱，以上五味另研细，待膏成后入之　大黄　黄连　黄柏　防风　官桂　芍药　白芷　玄参　当归　连翘　巴豆　苏木　大枫子各一两　木鳖子十二个　穿山甲八片　槐　柳各二十寸

用炸药后，净香油一斤，飞过黄丹一斤，冬月减丹一两，如常熬法收用。

痔　疮

主方

条芩　人参　黄连　生地　槐角子　当归　川芎　升麻　枳壳

大便秘加酒少许。

上水一钟半，煎至一钟，空心热服。

一方　治痔漏远年不愈者。先以鸡子七个，每个入明矾一分，饭内蒸熟，每清晨服一枚，次用此方。

黄连末八两，枳壳末六两，甘草末四两，雄猪脏一副，切作四五段，入药在内，两头线札，煮一日取出听用。后存汁一碗，将糯米一升，大麦仁一升，拌匀炒熟，连前药猪肠捣千下，

为丸如梧子大。每服一百四五十丸，早、中、晚一日三次服。忌烧酒、椒、蒜、煎炒物。

胆槐丸

十月上巳日，取槐子肥实者，用新瓦盆二个，如法将槐子入盆中，上下叩合，埋于阴墙下三尺深，预先寻下黑牛胆五七个，于腊月初八日取出槐子，装于胆中，有风无日处高吊阴干，次年清明日出，于磁罐内盛之。每日空心白汤送下一粒，二日二粒，渐加至十五日服十五丸止，十六日退一丸，以后一日退一粒，周而复始。不问远年近日痔漏，并皆治之。又滋养肾水，明眼目，轻身体健。

加味槐角丸 治痔漏通用，又治肠风下血。

槐角子二两 生地黄煮，二两 归身 黄芪各一两 川芎 阿胶各五钱 黄芩 黄连 枳壳 秦艽 防风 连翘 地榆 升麻各一两 白芷五钱

上为细末，炼蜜为丸梧子大。每五七十丸，空心，米汤或温水任下。

熏洗方

五倍子、朴硝、桑寄生、莲蓬，水煎，入白矾末，先熏后洗。肿者用木鳖子仁、五倍子末付。甘草煎汤洗，可救一时之苦急痛。

又方 槐花 艾叶 荆芥 枳壳各炙 白矾一钱

煎汤，先熏后洗。

又方 瓦松半斤，黑矾一合，熬水，先熏后洗。冬瓜皮煎汤洗亦好。

又方 韭菜熬水洗亦好。又曲曲菜根煎汤洗。

一方 治痔痛，脓水不干。蜣螂一枚，阴干，冰片少许，

共为末，纸捻，捻入孔中，渐渐生肉，药捻自退出。

一方　用乳香、没药、朱砂、雄黄、麝香各二分，熊胆一分，研细，田螺一个，以麝入在内，俟螺水如绿豆，粉少许为锭子，量疮大小深浅塞之，渐渐生肌。

瘰　疬

属血气痰热。必起于少阳一经，不守禁忌，延及阳明。大抵食味之厚，郁结之积，曰毒，曰风，曰热，皆此三端，拓引变换。须分虚实，实者易治，虚者可虑。以其属胆经，主决断，且气多血少。妇人见此，若月经如期，不作寒热，易治；转为潮热，危矣。自非断欲食淡，神仙不治。

夏枯草汤　治瘰疬马刀，不问已未溃，或日久成漏。

用夏枯草六两，水二大钟，煎至七分，去柤，食远服。此生血，治瘰疬之圣药也。虚甚，当煎浓膏服，并涂患处。多服益善，兼服十全大补汤加香附、贝母、远志尤善。本草云：夏枯草大治瘰疬，散血气，有补养厥阴血气之功，能退寒热。虚者可服，实者以行散之药佐之。

一方　用煅过牡蛎四两，玄参三两，为糊丸梧子大。酒下三十五丸，药尽患除。有加甘草二两。

散肿溃坚汤　治马刀疮结硬如石，自耳下至血盆中，或至肩上，或于胁下，皆手足少阳经中及瘰疬遍于颏，或至颊车。坚而不溃，在足阳明经所出。或二疮已破，流脓水，及生瘿瘤，大如升斗，久不溃消者，并皆治之。

知母　黄柏并酒炒　昆布洗　瓜蒌根酒洗　桔梗各五钱　广术炒　三棱煨　连翘各三钱　升麻六分　黄连　白芍　葛根各二钱　归尾　柴胡　甘草各五钱　龙胆草酒洗，四钱　黄芩一钱，半生半炒

海藻五钱

上每服七钱，水二钟，先浸半日，煎至一钟，足高头低卧，徐徐咽之。

升阳调经丸 治瘰疬神效。

升麻八钱 葛根五钱 龙胆草酒炒，五钱 黄连五钱 归尾三钱 桔梗五钱 连翘五钱 芍药煨，三钱 黄柏酒炒，五钱 黄芩酒炒 五钱 广术煨，五钱 甘草炙，五钱 三棱酒炒，五钱 生芩四钱 夏枯草五钱

上用一半为末，炼蜜丸梧子大。每服一百二十丸，白汤下。一半作片，每服五钱，水煎服。

太乙膏 贴疬子疮，神效。

片脑一钱，另研 轻粉 乳香各二钱，另研 麝香三钱，另研 没药四钱 黄丹飞过，五两

上用清油一斤，先下丹熬，用柳枝搅，又下憨儿葱七枝，先下一枝，熬焦去葱，再下一枝，葱尽为度，下火不住手搅，冷热得所，入脑子等药搅匀，磁器盛收。

一方 治瘰疬疮溃后，用膏贴。

乳香 没药 大黄各二钱半 赤石脂二钱 儿茶三分 轻粉二分 冰片半分，另研

上为细末，先以菜油二两煎滚，入黄蜡一两，化入药末，搅匀，下火，入冰片，再搅收。

一方 治瘰疬。用蓖麻子炒熟去皮，烂嚼。临睡服二三粒，渐加至十数粒甚效。

一方 治瘰疬已未溃，久服自消。

土茯苓 白鲜皮 白牵牛各二钱五分 皂角子七个

水二钟，煎八分，食远服。

飞龙夺命丹 专治疔疮发背，胸疽，吹乳，痈疽，一切无名肿毒恶疮无头者。服之有头，不痛者服之知痛，已成者服之立愈。危急者服之无失。

蟾酥干者，酒化，二钱 好雄黄二钱 血竭一钱 乳香二钱 没药二钱 轻粉五分 胆矾一钱 寒水石一钱 麝香五分 铜绿二钱 海羊即蜗牛，连壳，二十一个 朱砂一钱，为衣

上为末，先将海羊研如泥，调和前末为丸绿豆大。如丸不就，加好酒杵千杵。每服三丸，先用葱白三寸，病人自嚼烂，吐于男左女右手心，将嚼烂葱裹药，无灰酒送下。饮酒三四钟好，于避风处卧，以衣盖之。约人行五七里，用热酒数杯，催助药力，大汗出为度，其疾立愈。不过二服。

荆黄汤 治风热结滞，生疔疮。

荆芥穗五钱 大黄二钱五分

上水一盏半，煎服。

追疔夺命汤

羌活 独活 青皮 防风 黄连 赤芍 细辛 甘草节 蝉壳 僵蚕 连翘①

加荷连②、澄兰③、金银花。有脓加何首乌、白芷；要利④加青木香、大黄、栀子；左胁⑤加木瓜。

上锉，每服五钱，加泽兰、金银花各一两，生姜十片，同药擂烂，好酒煎之，热服。后再加水酒煎服，汗出为度，病减

① 连翘：《急救仙方》卷二方中无连翘。
② 加荷连：《急救仙方》卷二方中作“脚连，加河车。”
③ 澄兰：《急救仙方》卷二方中作“泽兰”。
④ 要利：《急救仙方》卷二方中作“取利”。
⑤ 左胁：《急救仙方》卷二方中作“在脚”。

后加大黄二钱，利一二行，去余毒。若心烦呕吐加甘草节、豆粉、酸浆水下；若呕逆恶心加乳香、豆粉、甘草。

紫金锭子 见痰门。

治各样疔疮神效方

五月五日午时，取艾头、马齿菜、葱白、古石灰四味，各等分，石臼中捣如泥，阴干，遇有疔时，将疔头剪刀剪去，疮顶付上药。三五日好，痂待自落。忌发物。如疮头小，以针拨开付。

一方 治疔疮。用针刀镟破头，以蟾①酥付之。后用绿豆、野菊花末，酒调饮醉，睡觉即痛定热除，不必去疔，自愈。

一方 治金丝疮，俗呼红线疔。大小不一，上下行走，行至心即死。可于疮头尽处，用针刺出血，嚼浮萍根涂。

杨 梅 疮

加味遗粮汤 治杨梅疮，并杨梅疯毒，及误服轻粉等。筋骨疼痛，瘫痪不能动履者。能除根。

土茯苓鲜者一两，干者七钱，白者佳，赤者伤人 薏苡仁 白鲜皮 木通 木瓜 防风 金银花各五分 皂角子四分

如虚弱加人参、当归各七分。

共作一服，水一钟半，一日内早、中、晚服三次。柤并煎，病浅者十日愈，病深者四十日全好。

忌牛肉，烧酒，房事，此疮必起于下疳疮，如下疳医治不愈，必成此疮。若以此药预服，则功效易，免成此疮，慎之。

一方 吹药法。水银一钱，银朱一钱，黑铅一钱，雄黄五

① 蟾：原作"燂"，形近而误，据文义改。

分。水银与铅死一处，枣三个去皮核，共研匀，作三丸，阴干。每一日用一丸。入罐中盛，火烧，饱食以口吹药丸，待烧通红，烟尽则止，数日愈，诸物不忌。

一方　治杨梅疮。百日后用水银、枯矾、胆矾各一钱同研无星，调涂两手心，两足心。手叉胸上，先饱食，自辰时付衣盖睡，大汗出好。至申时方起。忌绿豆、发物，七日疮自愈。

点杨梅疮方

雄黄二钱半，杏仁三十粒（去皮尖），轻粉一钱，雄猪胆汁调搽，先洗疮净。

杨梅顽疮膏　又治年久诸冷漏疮，各样恶疮，又贴癖病，俱有神效。

穿山甲八片　木鳖仁十二个　白芷　半夏　白及　当归　黄芩　黄连　黄柏各三钱　槐柳枝各二十寸

先用油一斤四两，炸上药老黄色，去柤，净油十六两，入飞过黄丹半斤熬，滴水成珠，下火待温，下后细药。

黄蜡五钱　官粉二钱，先入　乳香　没药　儿茶　雄黄　阿魏　血竭各三钱　龙骨研细，二钱

柳条搅匀收。忌烧酒，房事，四十日全好。

三奇汤　治杨梅疮未破者，痈疮，肿毒，便毒，四肢肿毒。服此药，其毒化为脓水，从大便泄出效。

金银花二钱　赤芍　甘草节　穿山甲蛤粉炒，各一钱　白蒺藜去刺炒，二钱　白僵蚕炒　连翘　当归尾各一钱半　蜈蚣一条，去头足尾，焙　皂角刺一钱　大黄三钱

上水、酒各一钟，煎至一钟，空心热服。

一方　治杨梅痈烂疮，远年近日者，极效。虚老慎之。

真轻粉二钱　大黄二分　雄黄二分　黄丹二分　陈石灰二分

好朱砂二分　枯矾二分

上为极细末，醋糊丸，分作九处。一日内，早、中、晚服三次，冷茶送下。连三日共服九次，仰面服，勿令药在口久存。仰面卧，常常以凉茶漱口，只吃一味白粥。凡酒、酱、醋、盐、椒、姜、腥、荤、绿豆俱忌，房劳气恼，二十一日全好。否则无益，服此药必然破口成疮，不然疮亦不好，故忌口，虽口破无伤。

一方　杨梅疮，神秘二方，先服四贴，后服三贴，七日消。

防风　皂角刺　天门冬　黄芩　瓜蒌仁　金银花各五分　当归　熟地　木瓜　紫花地丁　白鲜皮　木通各一钱　甘草三分　土茯苓四两　僵蚕　蒺藜　荆芥各五分

忌椒酒，牛肉，房事。

上片分作四服，每一贴用水三钟，煎至二钟，作早中二次温服。柤临卧煎服。

后服方，先服者效速，毒即出，易好。后三贴平和，疮自消。前方中去木瓜、木通、紫花地丁、白鲜皮，加桔梗七分，减土茯苓二两五钱，照前煎。

一方　治杨梅恶疮。七日好，神效。

牛膝　僵蚕炒　蝉蜕　当归　人参　荆芥　防风　苦参　木通　白鲜皮　地骨皮　车前子　牙皂　金银花　寻风藤　皂角刺各一钱　土茯苓四两

上水四钟，煎至三钟，一日早、中、晚连七日，服七贴。

一方　治鱼口疮初起肿痛。先服大黄末五钱，血竭末二钱，酒调服，下恶物。又服：金银花、草果、大黄、皂角刺、连翘、苏木、僵蚕、瓜蒌仁、木鳖子、穿山甲各等，硝少许，临服时入。

上水一钟半，煎至一钟，空心热服。

五虎汤 治鱼口疮，俗名便毒。已成者即溃，未成者即散。

五灵脂 木鳖子 穿山甲蛤粉炒 白芷各二钱五分 大黄实人一两，虚人五钱

一方 加全蝎五分，僵蚕（炒）二钱。

一方 加知母、贝母、瓜蒌，先服好酒，后服药，共作一服。水一盏半煎，空心热服，利数行好。

一方 疮破用蛇床子、威灵仙、当归、苦参、白芷、防风、甘草煎水洗，后付蛤粉、黄柏细末效，赤石脂煅研付亦好。

一方 治鹤掌风。

雄黄 朱砂 轻粉各一钱 黄香五钱

上为细末，油浸一宿，纸捻包着火烧，滴下热油，搽搓数十次。

又方 雄鸡粪半斤，晒干，烧酒二斤，罐内滚四五十滚，洗手搓揉数次。

又方 胆矾 乳香 朱砂 雄黄 磁瓦 细面

桐油一两熬，搽搓烤①。

又方 用荆芥、防风、苦参、透骨草、白芷、威灵仙、槐柳枝、白矾，煎汤搓洗。

刀 箭 疮

刀箭枪伤，敛口生肌，神效。

降真香火炙，去油，四两好 五倍大红色者，二两 乳香 没药 血竭 儿茶 细辛 川乌 龙骨煅，各五钱

---

① 烤：原作“考”，音近而误，据文义改，下同。

共为极细末付，马都大人边上救人数万。

一方 治箭镞入骨不可拔。

取巴豆七粒，微熬，与蜣螂同研，涂伤处。须臾定痛，微忍，待痒至极不可忍，便憾动镞，即拔之立出，速以生肌膏贴。兼治背疮。

刀疮药 五月五日用韭菜汁合石灰捣成饼，阴干。止血，定痛，生肌，不怕风。

一方 吞针刺喉内不能出。用磁石磨令圆，线系以物，送针处，引针出。

一方 专治刀箭伤，止血，定痛。

定粉一两 枯白矾二钱，另研 没药另研 乳香另研，各一两 风化石灰一两

上各研为末，和匀掺上。

疥癣疮

大枫膏 治一切干湿疥，并脓窠烂疮。

大枫子连壳，二两，去壳用仁 枯矾四两 蛇蜕烧存性，三分 樟脑三分 蜂窠烧存性，三分 水银五分 柏油四两

上为末，同柏油再入水银，研匀涂之。

治多年不愈顽癣方

轻粉五分 川槿皮一钱 斑蝥七个 大枫子七个，去壳

上用河、井水各一钟，将药同煎一时，露一宿，蘸药水涂之。

一方 治疥癣疮，化硫黄一两，花椒细末一两，合一处，研香油调付。

一方 用露蜂房各桶内装入硫黄细末，再入油火烧，待流

下热油，手搽疮上，揉搓火烤，神效。

又方　用香油半斤，鸡子黄四个，同熬至鸡子黑成油，下火，入硫黄末二两，乘热用石研成一家，成膏，再入朝脑三钱，再研搽。一应干湿疥，先抓破，搽药火烤搓。

一方　治杖疮后受风湿毒气，两腿及遍身成癣癞疮痒难受。用鸡子十余个，煮熟去白留黄，捏碎。铁勺内炒黑见油，即抛出。不抛油即枯干矣。用此油搽极好。内服荆防败毒散，不然有腐烂肌肤者。

八宝散　治干湿癣疮。

大腹皮、槟榔、破故纸、藿香、硫黄、轻粉、枯矾各等，研付。

一方　治顽癣

浮萍　苍术　苍耳各一两　苦参一两半　黄芩五钱　香附二钱半

上为末，酒糊为丸。空心，白汤下百丸。

臁疮第一夹纸膏

乳香　没药　官粉各一钱　铜绿　银朱　儿茶各五分

上为末，油调，摊油纸上，夹药在内，针刺二三十孔，贴疮上，不可动。三日翻转再贴缚住。纵痒不可揭看，外以手轻磨即不痒。先将疮处，葱汤洗净。

一方　治癣疮。用白芷、草乌、南星等分为末，同牛舌头根捣烂，搓搽之。

一方　治干癣。用枯矾、硫黄末、姜片蘸搽之，湿则油调枯矾末搽之。

一方　治甲疽。同绿矾五钱，烧芦荟一钱五分，麝香一分，研，绢袋盛，将患指入药袋中包扎住好。

一方　治甲疽疮，或因割甲伤肌，或甲长浸肉，遂成疮肿。枯矾为末，付之。

一方　治蛇窠疮。先用雄黄末搽，如有白泡再用海金沙末搽好。

又方　治蛇窠疮，走动疼痛。内服雄黄、靛花，水调各一钱。外用雄黄、靛花各一钱，蜈蚣一条，共研细末，水调付效。

一方　治蛇蝎咬人。用雄黄、靛花各一钱，新汲水调服，最解毒。外自嚼甘草烂付上效。

一方　治手指大指、次指隔界处忽生肿毒，痛不可忍，若不急治，烂人手足。用鲜螃蟹研烂涂之，立愈。

一方　治手指甲头肿。取乌梅核中仁研，米醋调入溃肿处，自愈。

一方　治脚缝烂疮，及两手两脚烂疮。细茶嚼烂涂之，即解热燥湿，其疮立愈。

一方　治远年近日风痒脚疮流黄水者。猪胆炙黄柏末付，先用花椒汤洗。

一方　治腿上一切寒湿疮。取鸽子粪不拘多少，炒过研细。如疮湿，干搽。如疮干燥痛，加黄丹少许，桐油调搽。

一方　治头疮。用猪油二钱，半生半熟，调雄黄末、水银各二钱，和匀搽。

一方　治头白、秃疮、白癣疮。用白芥子末，滚水调，乘热搽好，先剪去发，洗净。

一方　治头面生疮，燥痒，黄水出。硫黄、密陀僧各二钱，轻粉少许，调油搽。

一方　治小儿头生白秃疮。用榆白皮为末，醋调涂，虫当出，愈。

一方　治面上耳边浸淫疮，黄水出，久不愈者。名香遍疮。亦治两口角生疮。

羯羊须、荆芥穗、干枣（去核），各烧存性，入腻粉五分，油调搽。

一方　头生黄水疮，即肥疮。

黄柏　黄连　蓖麻仁　草决明　轻粉少

疼，香油调；痛痒，醋调搽。

一方　治蝼蛄疮未破者。不犯人神日，午时，北房门限[①]前侧卧，于耳前有穴名蝼蛄穴，麦粒大艾，注止灸一焙，即消[②]。疮破不宜灸。

一方　治蝼蛄疮，已破或未破。用蓖麻子仁一百个，黄香一两，杏仁七个，捣烂，付之。

又方　治蝼蛄已未破，神效。用蓖麻子仁一百个，醋煮，铜绿一钱，黄香五钱，乳香、没药同捣，盛碗中，滚水锅内顿化，付。

又方　治蝼蛄疮已未破。丹参末，水调付。

一方　治湿热遍身发疮，脓血赤烂如火丹，或汤荡火烧者。

黄连、黄柏各三两，赤小豆、绿豆粉各一合，寒水石、紫草、漏芦各七钱，为细末，香油调搽。

一方　治小儿阴囊肿。生甘草汁、蚯蚓，研，调轻粉付。

一方　治大、小人阴囊湿痒，或成疮。用蛇床子、威灵仙、归尾、苦参、白芷等煎汤洗。

---

① 限：《外科大成》卷三作“槛”。

② 麦粒大艾，注止灸一焙，即消：《外科大成》卷三作“用麦粒大艾，于穴上灸之，只一壮即愈”。

一方　治妇女阴疮。

杏仁不拘多少（烧存性），麝香少许（为末），掺之。如疮深，小绢袋盛药，扎口入内。

一方　治妇女阴疮。五倍子、滑石、黄丹、甘草为末，先用甘草汤洗。

一方　治面鼻上、腿上生疮。用韭菜水、防风、荆芥穗为末，水调付。

一方　治癣神效。

朱砂一钱　硼砂一钱　雄黄一钱　象牙烧，一钱　磁末二钱，用倾银铜煅过　蟾酥五分

入臼内研细，桐油调付，以火烤揉搓。

下疳疮

乳香散　诸疳浸蚀，日久不愈，下注臁疮，内外踝生疮。

赤石脂煅　白胶香　枯矾各五钱　黄丹　乳香　没药各二钱　轻粉一钱

上为末，干油调付，湿掺上。

圣粉散　治下注疳疮，嗅蚀腐烂，痛不可忍。

黄柏蜜炙　密陀僧　黄丹　儿茶　乳香各三钱　轻粉一钱半　麝香少许

上用葱煎汤，洗净拭干，付上。亦治小儿干疮。

一方　治白疳疮。夜痛甚，名老鼠疳疮。又治鱼口下疳疮。又治咽喉疳疮。

轻粉二分　枯矾六分　雄鼠屎烧存性，一钱八分　儿茶四分

咽喉加珍珠（烧）二分，鱼口加海巴[①]、象牙（烧）各二分，研极细，掺全。用治诸疳，好。

下疳疮

冰片　珍珠烧　轻粉　儿茶

研细，干油调湿，干掺。

又方　下疳疮生茎物上。

天灵盖烧　五倍子焙　儿茶略焙

各等，为极细末掺，先用清米泔水洗。

又方　下疳疮。

旱田螺烧　片脑　麝香　轻粉

各等，细末，油调付。

珍珠龙脑生肌散　专治下疳、牙疳、诸色疳疮，神效。

降真香五钱，用香油滚七次　儿茶五钱　牙末二钱　枯矾二分　珍珠二分　片脑二分

俱为极细末，瓷罐收，黄蜡封口。用清米泔温，洗净拭干，掺上。

真黄散　治小儿走马牙疳，甚至穿破腮口。

鸡内金（不见水针刺）香油灯上烧存性，研细，入黄柏、枯矾、麝香一字，先米泔水洗，后付。

一方　诸色疳疮及各样恶疮。

儿茶二钱　滴乳五分　没药五分　珍珠二分　牙灰三分　龙骨烧，三分　冰片一分　黄柏猪胆炙，二分

上为极细末，搽。

一方　治阴头生疮。蜜煎甘草涂之，神效。

---

① 海巴：紫贝之异名。

一方　治疳因肚中有癖，生疳蚀牙，并穿破腮口，及下疳诸疳，并治之。

寒水石煅，一两　真儿茶三钱　珍珠二分，烧

研细，先洗后付。

杖　疮

大黄　当归　芍药　川芎　木鳖仁　巴豆仁　白芷　白及各一两　乳香三钱　没药三钱　射干一两　槐柳枝一两　防风　荆芥穗　生地各五钱

上将粗药油炸老黄色，去柤，称净油二斤，入飞过黄丹一斤，熬，滴水成珠，下火，方入乳没、儿茶各三钱，雄黄、血竭各二钱，搅成膏，收用。不破者，以韭菜、葱头舂烂炒，热付，冷则易。

当归散

乳香　没药各三钱　茴香四钱　当归一两　自然铜火煅，醋淬七次

气虚者加参、芪、芍、芎、生地黄，为细末，每服五钱，温酒调。

一方　治杖疮疔肉不开。自己口嚼核桃仁极烂，付上，自化开。

汤火疮

一方　治汤火伤，赤烂疼痛。

赤石脂（煅）、寒水石（煅）、大黄、黄柏、黄连等末，新汲水调付。

白膏药　治汤火伤及各样杖疮亦好。

用腊月猪油四两，沙锅内熬，加嫩柳条四十九寸，油内熬焦为度，去柳枝，随加黄蜡二两，溶开，下火，入朝脑三钱，烟尽为度，后加轻粉一钱五分，乳香、没药各一钱，贴。止疼甚好。

治火烧汤荡方

生地黄（旋取新者）捣烂取自然汁，入香油、黄蜡少许，银器中熬成膏子，鸡翎付疮上。

一方　治热油汤火烧疮，痛不可忍。石膏研细，付。

骑　马　痈一名悬痈

一方　骑马痈在肾囊下谷道上者，用大粉草连节四两，长流山涧水一碗，以甘草炙，淬水尽为度。焙为末，入皂角灰少许，作四次煎服。

治悬痈**败毒流气饮**。

人参　桔梗　枳壳　甘草　防风　柴胡　川芎　羌活　白芷　芍药　紫苏

上水一钟半煎，空心温服。

追毒散

人参　黄芪　厚朴　甘草　防风　柴胡　川芎　羌活　桔梗　枳壳　乌药　归身　芍药　白芷

水煎，空心服。

悬痈　此疾由于忧思太过，有伤七情，肾水枯竭所致也。宜用苦参汤加横纹甘草。

苦参一钱　车前子七分　通草七分　木通七分　泽泻六分　龙胆草六分　萹蓄六分　猪苓七分　淡竹叶一钱　巴戟七分　何首乌七分

知母八分　黄柏八分　天花粉七分　槐花七分　横纹①甘草五钱　白芍六分

制横纹甘草法：以溪涧长流水一碗，河水、井水不用；以文火慢慢蘸水炙，约自早炙至午后，炙令水尽，不可性急；劈开甘草，见心中觉水润，然后为透。细锉，却用无灰好酒二碗，入上件甘草，煎至一碗，温服之，二三服可保无虞。此疾初发时如松子大，渐如莲子大，十日后始觉赤肿如桃李，如碗，若破难治。服粉草，惟不能急消，过二十日必消尽矣。

上水二钟煎，空心服。

如圣散　专治湿毒。黄水出如脓颗，皆付上。如湿，干掺；干，用烛油调付。

羌活一钱　苍术八分　防风八分　五倍子三钱，焙　黄柏五钱，炙

上先四味，炒赤色，后加黄柏，再炒枯，研为细末，依法治之。

一方　治面上风刺红疮。

好硫黄一两　枯矾五钱　干白盐二钱　片脑一分，另研

先将前三味研为极细末，拌匀，旋入片脑，且研且拌，务令极匀，收瓷罐内，置凉处。临卧时取二三分，唾调如糊，涂两鼻孔内，剩下者，搽患处。忌焦劳、煎炒、椒、酒及一切辛辣之物，半月效。后再用硫黄一两为末，分作六七次，用滚水一钟，泡浸候冷，不时点洗患处，退红色。

① 横纹：原作“横纹五钱”，“五钱”为衍文，据下文“制横纹甘草法”删。

妇女经病

妇人经水过期，血少也，四物加参术；挟痰加南星、半夏、陈皮；经水不及期而来，血热，四物加黄连；过期，紫血有块，亦血热也，必作痛，加香附、黄连；过期血色淡者，痰多也，二陈加芎归；过期而来是血虚，宜补血，四物加黄芪、陈皮、升麻；未及期先来，乃气血俱热，宜凉血气之药；经不调而血水淡白，宜补气血，参、芪、芎、归、香附、白芍；腹痛加胶珠、艾叶、玄胡；经过而痛，乃虚中有热，经水将来作痛，血实气滞，四物加桃仁、黄连、香附；紫色成块者，热也，四物加黄连、柴胡；临行时腰痛、腹痛，乃郁滞有瘀血，宜四物加桃仁、红花、莪术、玄胡、香附、木香；发热加柴胡、黄芩；痰多占住血海地位，因而下多者，目必渐昏，肥人如此，用南芎、苍术、南星、香附作丸子服；肥人不及日数而多者，痰多血虚有热，亦用前丸药中加黄连、白术；内血枯经闭者，四物加桃仁、红花。

月经不调**加减四物汤** 治冲任虚损，月水不调，脐腹疞痛。此方加减，合丸子服，即调经丸内入醋炒香附。

当归 川芎 芍药 熟地黄各等分

上以水煎，空心服。

若经候微少，渐渐不通，手足烦痛，渐瘦，潮热，脉微数，去地黄、川芎，加泽兰叶三倍，甘草五分；经候过多，去熟地，加生地，或黄芩、白术；经行身热，脉数，头昏，本方加柴胡、黄芩；经行数少，或胀或痛，加玄胡、没药、白芷；经不调，心腹疞痛，只服芎归二味；气冲经脉，故月事频并，脐下多痛，加芍药；经行脐腹痛，加玄胡、槟榔、苦楝、木香减半；经水涩少，加葵花、红花；经水适来适断，或往来寒热，先服小柴胡汤，后以四物汤合之；经候过而作痛，气血俱虚，本方对四君子汤服之。

逍遥散 治血虚烦热，月水不调，脐腹胀痛，痰嗽，潮热。男妇俱宜服，有奇功。

甘草炙，半两 当归焙 茯苓 白芍 白术 柴胡各一两 薄荷少许

有汗，加地骨皮；无汗，加牡丹皮；嗽甚，加麦冬、桔梗；热甚，加黄芩；下元火甚，入黄柏。

上每服五钱，煨姜二片，水煎，食远服。临服入童便一小钟，尤好。

固经丸 治经水过多，不止。

黄芩 龟板 白芍各一两 樗根皮七钱半 黄柏三钱，炒 香附二钱半 生地三钱 白术炒，五钱

上为末，酒糊丸，空心服五七十丸。

一方 治干血气，血积，血癖。用藕节、荷叶蒂等分为末，每服二钱，热酒调服，或煎服。

导经丸 治妇人经病不通，脐腹连腰腿疼痛。

当归 川芎 白芍 甘草炙 官桂 桃仁各一两 大黄二两 血竭二钱半 红花少许 地胆二十一个，去足、翅，糯米炒

上为末，炼蜜丸，每服三十丸，酒下。量虚实加减。

通经丸 治妇人室女经候不通，脐腹疼痛或成血瘕。

川椒炒出汗 蓬术炒 当归 青皮炒 干姜炒 大黄炒 桃仁去皮，研 红花 桂心各等 干漆炒

上末，一半用醋熬成膏，和余末成块，臼中捣千下，丸梧子大。醋汤、温酒空心任下。

血竭膏 治干血气。

用锦纹大黄酒浸晒干，四两为末，好醋一升，熬成膏，丸弹子大。临卧服一丸，热酒化开，温服。大便利一二行，红脉自下。此药调经水之仙药也。

又方 加香附米一两，室女作小丸服，亦可。

紫金锭 治妇人腹内结块久不消，并月经过不至，腹内作痛，或为邪所交，腹中作痞。热酒磨服。有孕不可用。

一方 治室女月经不通。用雄鼠屎一两，烧灰存性，为末，酒调下一钱，空心服，神效。

一方 治室女月经不通。苏木四钱，黑豆一升，好酒一升半，同入锅至一半，加童便一半，搅匀服。出汗有效。

调经丸 治经水或前或后，或多或少，或有积块，或赤白带下，或经水两三月不行。

熟地三两 当归二两 芍药一两半 香附四两 莪术一两 陈皮一两 白术二两 枳实一两 乌药一两 砂仁五钱 阿胶五钱，炒 艾叶七钱

腹痛加玄胡。

上将艾叶、香附、芍药一处，醋煮透，焙干，醋糊丸梧子大，每六十丸，空心米汤下。

调经种子方 治月经不调，血气刺痛，头晕恶心，赤白带下，子宫虚冷，久无孕育，此方极好。

蕲艾四两 香附六两，醋浸炒 当归二两 白茯二两 吴茱萸二两，汤泡七次，盐酒炒 川芎二两 白芍二两 白芷一两 广木香一两，煨 生地二两 小茴一两五钱，炒 白术 一两半，炒 黄芩一两二钱，炒

上为末，醋糊为丸梧子大。每六十丸，空心米汤下。

破血紫金丹 治经水不调，干血气劳。

红娘子去足翅，三钱　斑蝥去足翅，六双　血竭五分　头红花三分

上为细末，每服五七分，黄酒调下。

珍珠散　治经脉不行成干血气，破癥瘕积，神效。大病服一月，日浅者十日效。

珍珠新大者一钱，烧　干漆烧烟尽，三钱　莪术醋煮，三钱　三棱醋煮，三钱　胡黄连二钱，无，黄连代　当归五钱　川芎二钱　红花三钱　白术一钱　黄芩一钱

上为末，每服五分，米汤或盐酒空心任下。一日一服，不可间断。

一方　治妇人干血气。用好酒多半碗，入重汤锅内，坐待酒滚热，取乌鸡一只杀，血尽流入酒碗中，乘热搅匀，速饮。半日经脉自通，否则难治。

崩　漏

皆由伤损冲任二脉，血气俱虚，不能约制其经血，故忽然暴下。

奇效四物汤　治血崩。

当归　川芎　芍药　生地　艾叶　阿胶炒　黄芩

姜三片，水煎。

若因劳而气弱者，加人参、黄芪、升麻；热者，倍黄芩；因寒者，加炒黑干姜；紫色成块者，血热甚，加黄连；崩过多者，用五灵脂（半生半炒，为末）。一服后，分寒热加减调理。

一方　用白芷煎汤，调百草霜一钱服。甚者加棕榈灰，后稍止即以四物汤加炒干姜调理之。

此急则治其标也。

血崩神效方

地榆　甘草　川芎　茯苓　地黄　白术　当归　白芍　黄芩　阿胶　麦冬各等

水煎，露一夜，空心服。忌煎炒酒面。

一方　治久崩。用枯芩为末，秤锤烧红，淬酒中，空心调服二三钱，不过三服好。

一方　止用四物汤加荆芥穗，止血甚效。

一方　崩中漏下，气血虚甚者。

黄芪一钱　黄芩七分　砂仁一钱　续断一钱　香附一钱　当归一钱　陈皮一钱　黄连七分　益母一钱　茅香①一钱　玄胡一钱　生地一钱　茯苓一钱　杜仲一钱　牡丹皮一钱　芍药一钱

水煎，空心温服。

一方　用香附炒黑为末，每三钱米饮调下。

一方　治崩漏，多因气所使。

香附一钱，炒黑　归身一钱　白芍炒，一钱　地榆　熟地黄各一钱　川芎　黄芪　蒲黄　人参各五分　白术一钱　升麻三分

甚者，加棕灰调理。

上空心，水煎服。

伏龙肝散　治气血劳伤，冲任脉虚，经血非时注下，或如豆汁，或成血片，或五色相杂，脐腹疼痛，经久不止。

川芎三两　肉桂五钱　当归炒　干姜炮，各七钱半　赤石脂一两　艾叶炒，三两　甘草炙，五钱　麦冬一两　伏龙肝

一方　虚闷胀饱气滞，加阿胶、续断、白术、陈皮、香附各五分。

---

①　茅香：为禾本科植物香茅的全草。

上每服四钱，水一钟半，枣二枚，煎至一钟，空心温服。

一方　治血崩及诸血。

柏叶和矾煮，干棕用火烧，槐花各等分，用炒十分焦，三钱酒调下，诸血一时消。止血后，服四物汤加阿胶、艾叶炒三四贴，调理。

升阳益胃汤　治血崩。大补气血，滋养脾胃。

黄芪　人参　甘草　归身　陈皮各一钱　升麻　柴胡　黄芩生，各五分，夏倍用　白术二钱半　神曲炒，一钱

腹痛加芍药（炒）一钱，口渴[①]加葛根七分。

水煎，空心温服。

治妇人血崩神效方

当归去尾，一钱半　生地五分　白术一钱二分　陈皮五分　熟地姜汁炒，五分　柴胡三分　神曲炒，八分　升麻三分　黄芪蜜，一钱　苍术五分　甘草炙，五分　白芍炒，一钱

水一钟半煎，空心服。

赤白带下

赤属血，白属气。湿热为病，主燥湿为先。漏与带俱是胃中痰积，流下掺入膀胱。法当升之，甚者用吐，以提其气，须断厚味。

加味二陈汤

陈皮　半夏　茯苓　甘草　苍术　白术　升麻　柴胡　白芷　芍药

上水一钟半，生姜三片煎，空心服。

---

① 渴：原作“喝”，据《兰室秘藏》卷中益胃升阳汤加减法改。

升阳燥湿汤 阴户痛，控心急痛，身重如山，身黄皮缓，阴中如冰。

防风 良姜 干姜 郁李仁 甘草各一钱 陈皮 黄芪各五分 白葵花 柴胡 升麻各三分

水煎服。

一方 治肥人白带是湿痰。

海石 半夏姜制 黄柏炒 苍术 川芎 樗皮 香附 干姜夏去

上为末，醋糊为丸，空心温水或姜汤下五六十丸。

一方 治瘦人带下多热。

黄柏 黄芩 滑石 樗皮 川芎 海石 青黛 当归 芍药

上为末，醋糊丸，空心温水下。

固真汤 治白带临行，脐腹痛甚。又治先因血崩，久为白带，白滑之物下流不止。

黄柏炒，一钱 黄芩炒，一钱 郁李仁八分 白葵花一钱 甘草三分 柴胡七分 陈皮五分 干姜二分 葵花白者治白带，赤者治赤带

水煎，空心温服。

樗白皮丸 治白带。

樗根白皮 山茱萸去核 苦参 香附各五钱 龟板 栀子各二两 黄柏一两 干姜 贝母各二钱 白术 白芍各七钱半 白葵花五钱

上为末，酒糊为丸，空心温水下七八十丸。

白带丸

蕲艾 当归 熟地各二两 香附三两，醋煮，焙 川芎 人参各一两二钱 白芍酒炒 白术 苍术 阿胶 黄柏酒炒 樗根皮各一两 地榆七钱 白茯八钱 白石脂火煅，六钱

上为极细末，醋糊为丸梧子大。空心温水下六七十丸。

一方　赤白带下久不止，因下元湿虚寒者。

艾叶炒　白龙骨煅研，水飞　当归全　南芎　牡蛎煅　白芍酒炒　熟地酒洗，姜炒　牡丹皮　白茯苓水澄　赤石脂煅

上各等为末，面糊丸。空心淡醋汤送下五十丸。

一方　治赤白带下。

干姜焙黄　白芍焙黄　香附各一两，炒焦黑　甘草生，五钱

上为细末，每服三钱，用水、白酒各半送下。

产　前

产前脉细小涩弱，产后脉洪数多死。怀孕当洪数，已产当细小者吉，当清热养血。又白术、条芩安胎妙药也。

安胎饮　治孕成之后，觉胎气不安，或腹微痛，或腰作痛，或饮食不美，月内长服，好。

白术　芍药　当归各一钱　人参　川芎　条芩　陈皮各五分　甘草　砂仁　紫苏各三分

上用水一钟半，煎服。

又方

白术一钱二分　条芩一钱　陈皮八分　阿胶　桑寄生　甘草　艾叶　归头　枳壳　砂仁　川芎　独活各五分

水煎，空心服。

达生散　治孕至八九个月，服之甚好。

大腹皮二钱，酒洗　人参　陈皮　紫苏茎叶各五分　芍药　白术　当归各一钱　甘草炙，二钱

上作一服，入黄杨脑一个，无亦可，葱五叶煎服。

夏月加黄芩，春加川芎，冬加砂仁；气虚加参术，气实加香附、陈皮；血虚倍当归，加地黄；性急多怒人加柴胡；有热

加黄芩；食少加砂仁、神曲；渴加麦冬；食易饥，多加黄杨脑；湿痰加黄芩、半夏；腹痛加木香；胎动加苎根。

一方　胎因倒地举重损伤，胎元不安，及子死腹中。

川芎一两为末，热水调，连进三服。未伤即安，死者即出。

一方　治妇人胎动不安及下血。

艾叶　阿胶生　川芎　当归各三钱　甘草一钱

八九个月，少加砂仁。

上水四钟，煎至二钟，去柤，纳胶令化。分作三次，服一日尽。

佛手散　治妊娠胎动不安，血气冲心欲死者。并用催生散最稳速也。

当归　川芎各一两

上每服四钱，酒一钟，煎干，再入水一钟煎，温服。

当归散　治妊娠被惊恼，胎向下不安，小腹连腰痛，下血。

当归　川芎各八分　阿胶炒　人参各六分　艾叶四分　茯苓二钱

大枣二枚，水煎服。

胶艾漏胎方

熟地　艾叶炒　白芍　川芎　黄芪　阿胶炒　归头　甘草续断　白术

有热加条芩。

空心水煎服。

人参橘皮散　治妊娠恶心阻食，安胃和中化痰。恶阻多从痰治。止呕吐，效。

白术　麦冬去心　橘红　茯苓　厚朴姜制，各一钱　甘草三钱人参去芦，一钱　竹茹一团上每服四钱，水一钟半，生姜三片，食远热服，柤再煎服。

痰多加半夏（姜制）。

全生茯苓散 治妊娠小便不通，或赤涩。

车前子 赤茯苓 葵子研 条芩各等

加发灰少许，水煎，空心服。

竹叶汤 治妊娠心惊胆怯，终日烦闷，名曰子烦。

白茯四两 防风 麦冬去心 黄芩各三两 竹叶五大片

每四钱，水煎服。

羚羊角散 治妊娠中风。头项强直，筋脉挛急，语言謇涩，痰涎不利，或时发搐，不省人事，名曰子痫。

羚羊角 川独活 酸枣仁炒 五加皮各五分 薏苡仁 防风 当归 川芎 茯神 杏仁各四分 木香 甘草各二分

姜五片，水煎服。

一方 治妊娠无故尿血。

龙骨一两 蒲黄五钱

上为末，每服三钱，温酒调服，一日三次。

全生白术散 治妊娠面目虚浮，肢体肿胀如水气，名曰子肿。

白术一两 生姜皮 大腹皮 陈皮 白茯苓皮各半两

喘加桑白皮。

上为末，每服二钱，米饮调，一日三次服。

防己汤 治脾虚身面浮肿，心腹胀满，喘促，小便不利。

防己七钱半 木香一钱 桑白皮 紫苏

大便不通加枳壳、槟榔。

上水一钟半，生姜三片，煎服。

紫苏饮 治子悬，胎气不和，凑上心腹，或胀满疼痛。

大腹皮　川芎　白芍　陈皮　紫苏叶　当归各一钱　人参　甘草各五钱

上每服四钱，生姜五片，葱白七寸，水煎，空心温服。

斩鬼丹　治鬼胎如抱一瓮。

吴茱萸　川乌　秦艽　柴胡　白僵蚕

上为末，蜜丸梧子大。每服七丸，空心温酒下。取出恶物，即愈。

一方　治儿在腹中哭。多年空房下鼠穴中土一块，令妇人噙之，即止。

难产三合济生汤　以枳壳、达生、芎归三方，抽其精粹而合此汤。临产一二日不下者，自然转动生产。

枳壳二钱，麸炒　香附一钱，炒　粉草七分　川芎二钱　当归三钱　艾叶八分　大腹皮姜汁洗，一钱半

上水二钟，煎至一钟，待腰腹痛甚，服之即产。

如圣膏　治难产兼治胞衣不下，又治死胎。

用蓖麻子（去壳）四十九粒，细研成膏，涂脚心，胞衣即下，速洗去。不洗去，肠出不收，却用此膏涂头顶，即缩入。

一方　治产数日，子死腹中不出，母气欲绝。瞿麦六两，通草三两，桂心三两，牛膝四两，水九升，煎至三升，分三服，一日尽，自产。

猪肝蜜汤法　治妇人胞水早行，治胎涩难产不下。

猪肝　白蜜　醇酒各一升

上三味，同煎至二升，分作二三服，徐徐服亦可。

催生散

白芷炒　百草霜　滑石

上为末，煎芎归汤调下。

催生如圣散　治逆产，横生，瘦胎，兼产前产后月水不调，崩漏等症。

百草霜　白芷不见火

上等分，每服二钱，临产时以童子小便并小米醋，打糊为膏，温汤调下。

催生丹　治产妇生理不顺，临蓐艰难。

十二月兔脑髓去皮膜，研　乳香研，一分　母丁香一钱　麝香细研，一字

上研匀，兔脑为丸鸡头子大，阴干，油纸封，破水后，温水下一丸，立生。

催生铅丹　治横逆难产。用黑铅一钱，小铫子火上熔化，投水银一钱，结成沙子，以熟绢衣角钮作丸，如绿豆大。临产时，麝香水吞下二丸，立下。

一方　治难产，三日不下。用伏龙肝细研，每服一钱，酒调服。

又方　治子死腹中。调伏龙肝末三钱，儿头顶土出。亦治胎衣不下。

香桂散　下死胎。

麝香半钱，另研　官桂二钱，末

上调匀，酒调下，须臾，如手推下。

一方　治胎死腹中，或半产不下。

官桂五钱　川芎　葵子各一钱二分半

每服末三钱，葱白汤调下。

一方　治死胎不出，产妇面青，指甲青，舌青，口嗅。

用朴硝二钱，顺流水调下。甚者温童便调服，胎下母活。亦治胎衣不下，好。

打死胎，即**黑神丸**。

百草霜一两　巴豆五钱

上为末，面糊丸绿豆大。每服九丸，煎红花汤下。

一方

治妇人产难，或胎死腹中，或胞衣不下，肚腹疼痛。

槐子炒，一钱　香附炒　白芷　荜茇　良姜各二钱，俱炒

为末，每服一钱，滚水调服。

一方

治难产及横逆，凑上心腹欲死。用蛇皮烧灰，麝香少许，酒调服。

易产方　车前子（炒）三钱。

水煎服。

又方

马齿苋、红苋临产煮食，易产。妙。

牛膝汤　治产儿已出，胞衣不下，脐腹坚胀急痛，甚则子死腹中。俱服。

牛膝酒浸　瞿麦各一两　滑石二两　当归酒洗　木通各一两半　赤小豆二合半　葵子一两二钱半

上每服三四钱，水一钟半煎，食前温服。

一方

产五六日不下，垂死者，及产妇交骨不开。

川芎　当归各一两　自死干龟板一个，酥炙　产妇自头发一握，烧存性

上为末，每服三钱，水一钟半，煎服。不问生死，胎立下母安。

一方

胎衣不下，经一二日者。

皂角煨去皮筋子，用肉焙干为末。每服一钱，沸汤调服下。

一方

胎气不固，常常小产。

四物加炒阿胶，炒黑香附、白术、黄芩、砂仁加糯米，水煎服。

一方

妊娠下血不止，胎上冲心，四肢厥冷，闷绝欲死者。

阿胶炒　艾叶　青竹茹　白蜜二合

用水六升，煎至三升，下蜜再煎，作三服。

一方

胎动下血，心腹绞痛，子在腹死活未分。

当归三钱　川芎六钱

水四钟，酒三钟，同煎至三钟，作三次服。胎死即安，死则下。

一方

妊娠偶伤心腹，作痛或从高坠下，或重物所坠，触动胎元，痛不可忍，及下血者。砂仁不拘多少，和皮略炒，为末。每一二钱酒米汤、艾汤任下。

一方

妊妇饮食不节，霍乱吐泻，烦渴，食少。看时令加减用药。

四苓散　理中汤　香薷饮　胃苓汤

一方

妊妇伤风，咳嗽不已。

华盖散　款花膏

又方

治咳嗽。

紫菀一钱　麦冬一钱　桑白皮炒　杏仁炒　甘草炙，各二分　桔梗炒，三分

姜三片，水煎服。加竹茹、蜜一匙。

一方　治妊妇嗽而痰中见血。

当归　地黄　天冬　麦冬　紫菀　桑白皮　杏仁　甘草　桔梗　黄芩　五味子　阿胶　小蓟

姜三片，水煎服。

一方　治妊娠疟疾。

良姜　白术　草果　陈皮　藿香　砂仁　白茯　甘草

姜三枣二，水煎服。

一方　妊娠下痢，状如鱼脑，小腹绞痛，赤白相杂。

地榆　黄连　石榴皮　阿胶　白术

水煎，空心温服。

一方　妊娠下痢白脓，腹中绞痛。

赤石脂六分　干姜四分　糯米多

水煎，空心，连三服。

一方　治妊娠痢血。

黄连八分　厚朴制　阿胶　当归各六分　艾叶　黄柏各四分　干姜五分

为末，米饮调下。

半产后芎藭补中汤。

干姜炮　阿胶炒　川芎　五味子各一两　黄芪　当归　白术

赤芍各一两半　木香　人参　杜仲炒　甘草各五钱

每服五钱，水煎服。

佛手散亦好。见前。

立圣散　治胎动不安，下血不止。

用雄鸡肝二具，好黄酒一斤煮熟，共酒食之，大效。

又方　治胎动出血，产门痛。

用黄连为末，温米饮调服一钱，一日三次。

产　后

脉平，吉；洪数，凶。左手脉不足，用血药多；右手脉不足，用气药多。以此为则，当大补气血为先，虽有他症，以末治之。冬月不可用芍药，大忌发表。

主方

白术　归身尾　陈皮　川芎　甘草炙　黄芪　人参各等

大热加炒黑干姜，轻则加茯苓淡渗①。

上用水一钟半，食前煎服。忌腥酸、黏硬。

一方　产后气血虚甚，发热恶寒，切不可发表。

川芎　当归　熟地　白术　茯苓　人参　甘草　陈皮　黄芪

上各等，水煎服。

一方　治产后恶露未尽，腹中刺痛。心痛加五灵脂（半生半炒②）、玄胡索、当归、川芎、熟地、桃仁、红花、陈皮、甘草、香附（童便炒），水煎服。

---

① 渗：原作“掺”，形近而误，据文义改。
② 炒：原作“钞”，形近而误，据文义改。

又方　恶露不尽，腹痛，或有血块作痛。

用五灵脂、香附米、留尖桃仁，为末，醋丸，空心酒下三四十丸。

黑神散　治胎前产后诸症。

当归　熟地　白芍　甘草　蒲黄　干姜炒黑，各一两　雄黑豆二两，炒有烟　人参七钱　川芎五钱　香附五钱

上为末，每服三钱，温酒和童便调服。

热甚减干姜，加黄芩。

人参当归散　治产后去血过多。血虚则阴虚，阴虚生内热。其证心胸烦满，吸吸短气，头痛闷乱，晡时转甚，与大病后虚烦相类，急宜服之。

熟地　人参　当归　肉桂　白芍　麦冬各二两

热甚加生地黄。

每服四钱。水二钟，先以糯米一合，竹叶十片，煎一钟，去米叶入药，加枣三枚，煎服。

一方　治产后血晕，以旧漆器烧烟熏之。

又方　以鹿角烧童便，和酒调服。

又方　治血晕。荆芥穗研细末，吹鼻，效。

又方　烧铁器入醋中，熏鼻，妙。

清魂散　治血迷，血晕。

人参　泽兰各一钱　荆芥　川芎各半钱　甘草二钱

上作一服，滚水和，温酒各半钟，调服。

郁金散　治大小产后血上心，已死。

用郁金烧灰存性，为末。每服二钱，米醋汤调下，神效。

一方　产后发热，头痛身痛，筋脉拘急，饮食少进，寒热往来；或咳嗽吐痰，胸膈痞闷。或泄泻痢疾，腹痛，俱可服。

又名柴胡四物汤。

当归酒制　熟地酒制[①]　芍药酒炒，冬去　川芎　人参　白术　茯苓　甘草　羌活　防风　白芷如无头疼拘急，去此三味　官桂夏去　柴胡　半夏　黄芩　干姜炒黑

上水一钟半，火烧生姜三片，煎至一钟，食前。

孤凤散　治产后闭口不语，是热痰迷塞心窍。

上用白矾研细，熟水调下一钱。

当归血竭丸　治产后恶露不下，结聚成块，心胸痞闷，脐腹坚痛。

当归炒　血竭　蓬术　芍药各一两　五灵脂四两

上为末，醋糊丸，温酒或米汤空心下五十丸。

玉烛散　治产后恶露不尽，脐腹疼痛，时发寒热。非大便燥结不可用。

当归　川芎　赤芍　熟地　大黄　甘草　硝各一钱半

上水二钟，煎至一钟，空心热服。相再煎服。

一方　治小产下血不止。

人参　黄芪　当归　白术　芍药　艾叶　甘草　阿胶　川芎　青皮　香附　砂仁　生地

水煎，空心温服。

趁痛散　治产后血滞，筋脉拘挛，腰背强直，遍身疼痛。

当归　官桂　白术　牛膝各半两　甘草炙，三钱　黄芪　独活　羌活　生姜　桑寄生如无，续断代之，各半两

每服四钱，水煎，空心热服。

愈风汤　治产后中风，不省人事，口噤牙紧，手足瘈疭如

① 熟地酒制：原脱，据顺治本补。

角弓状，口吐涎沫。亦治血晕，四肢强直，或筑心眼昏倒，吐泻欲死。

荆芥穗焙，四钱　归身尾四钱

口噤者，斡开①灌，或吹鼻中可活。

上为末，每服三钱，豆淋酒调下，或温童便调亦可。

血风汤　治产后诸风挛急，或痿弱无力。

川芎　芍药　当归　熟地　秦艽　羌活　防风　白芷　茯苓　白术各等

上一半为末，炼蜜丸；一半为末，温酒调服，送下丸子五十丸。

三之一汤　治产后虚劳，虽日久而脉浮盛，发热不安。

柴胡八钱　黄芩　人参　半夏　甘草炙　川芎　芍药　熟地　当归各三钱

上水一钟半，生姜三片，枣二枚，煎服。

一方　产后心腹痛甚，或有瘀败血胀闷者。

当归　川芎　芍药　熟地　玄胡　桃仁　红花　香附　青皮　泽兰　牡丹皮　五灵脂各等

童便和水煎，空心服。

三圣散　治产后日久虚劳，针灸、服药俱不效。

白术　茯苓　黄芪各一两　柴胡　人参各一两六钱　黄芩　半夏　甘草各七钱

上水一钟半，生姜三片，煎至一钟，食远温服。

旋覆花汤　治产后感冒风寒，咳嗽喘满，痰涎壅盛，鼻塞

---

①　斡开：此处指用物撬开牙关。斡，原作“幹”，形近而误，据《丹溪心法·附余》卷二十一愈风散改。运旋，旋转之义。

声重。

麻黄　柴胡　杏仁炒　五味子　旋覆花　甘草　茯苓　赤芍　荆芥　半夏

上生姜五片，水煎，热服。柤即时煎服。

芎乌散　治产后头疼。

乌药　川芎

上为末，每服三钱，烧秤锤，淬，酒调服。

二母散　治产后败血上攻，流入肺经，咳嗽或伤风咳嗽。痰多亦宜服。

知母　贝母　白茯苓　人参各五钱　桃仁　杏仁俱去皮尖，各一两

上水一钟半，生姜三片，煎服。柤再煎。

参苏饮　治产后血入于肺，面赤发喘欲死者。

人参一两，为末　苏木二两，搥碎

煎苏木汤调服。

益母丸　即返魂丹。治胎前产后一切证，功效最大。宜常服。

益母草（茎、叶、子全用，去根，忌铁）一斤，加广木香一钱，赤芍药六钱半，当归七钱。

上为极细末，炼蜜丸弹子大，童便、酒、米汤、醋汤、温水俱可送。小丸亦可。

一方　治产后血块不散，发热心闷，胁肋痛，腰腹痛，或因气郁结者。

桃仁一钱　青皮醋炒，五分　香附童便浸，醋炒，一钱二分　红花五分　贝母七分　陈皮七分　茯苓七分　甘草炙，五分　柴胡一钱　当归一钱　芍药八分　生地七分　川芎一钱

姜三片，水煎服。

一方　产后败血不散，小腹绕脐作痛，俗名儿枕痛。一服愈。

白术　神曲　陈皮　桃仁各七分　香附童便炒，一钱半　甘草四分　归尾钱半

儿枕痛，加山楂一钱。

上水一钟半，煎至一钟，空心服。

一方　治产后诸痢，神效。

苍耳苗叶捣，绞汁，温服半钟，一日三四次，空心服。

一方　治产后风湿。遍身疼痛，麻木不仁，及男子中寒湿疼痛，久不愈者。

防风　羌活各一两五钱　甘草　肉桂　杏仁　独活　麻黄　蝉蜕　芍药　川芎　苦参　僵蚕各五钱　两头尖　白附子　当归　薏苡仁　苍术　白术　木瓜　威灵仙各一两

上锉，以绢袋装入，黄酒二十壶，浸七日。每日三次，温饮两三杯。

一方　治产后子宫不闭。荆芥、藿香、臭椿皮煎汤，熏洗。

一方　治产后子宫不闭。补中益气汤加白芍、醋炒香附、半夏、酒芩，热不退加黄柏。

上水一钟半，煎至一钟，空心热服。柤即煎。

一方　治产后子宫痛不可忍。用诃子、黄蜡烧汤，先熏后洗。

又方　五倍子、白矾为末，滚汤泡洗，或干掺亦可。

一方　治产后子宫脱落，如手掌不收。此胎前因劳役伤气成肝痿，又因气血虚弱而下。用黄芪、白术、升麻各五分，参归各一钱，或加白芍、陈皮，连进三服而收。

一方　治产后疟疾，头痛寒热者。

柴胡　当归　芍药　白术　茯苓　甘草　川芎　青皮炒

水煎服。

一方　治产后痢疾腹痛，里急后重，下痢赤白，俱可用。

当归　川芎　芍药　香附　陈皮　茯苓　甘草　砂仁　泽泻　白术　神曲　干姜　木香

空心，水煎服。

一方　治产后泄泻。

人参　白术　茯苓　甘草　陈皮　半夏　姜朴　砂仁　当归　神曲　泽泻

空心，火煨生姜三片，枣二枚，水煎服。

一方　产后腹胀呕吐。

赤芍　半夏　泽兰　陈皮　人参各一钱　甘草五分　生姜五钱

恶露过多，去泽兰、赤芍，加藿香、香朴。水煎，热服。

一方　治产后乳肿。马溺涂之，立止。

又方　黄柏末，鸡子清调付，好。

一方　治妇人乳头破裂。鹿角灰酒付，或石上磨脓①汁付，或苎麻根捣汁付，或秋后自裂破茄子烧灰付。

玉露散　治产后乳脉不行，身体壮热，头目昏痛，大便涩滞，凉膈下乳。

人参　白茯　甘草各半两　桔梗　川芎　白芷各一两　当归一钱半　芍药七钱半

大便秘加大黄。

食远水煎，徐徐热服。相即煎服。

---

① 脓：通“醲”，浓厚。汉枚乘《七发》：“甘脆肥脓，命之腐肠之药。”

涌泉散 因气恼乳汁少。

瞿麦穗一钱 柴胡一钱 天花粉一钱 桔梗八分 青皮 白芷 木通 当归 赤芍 连翘 甘草各五分 皂角三分

煮猪腿精肉清汁二钟，加姜葱，煎服。

一方 治吹乳。用百齿霜[①]为丸，黄丹为衣，每三丸酒下，汗出愈。

又方 妇人吹乳意若何？皂角烧灰蛤粉和，热酒将来调八字，须臾揉散笑呵呵。

一方 乳汁不通用。

通草七分 瞿麦 柴胡 天花粉 桔梗各一钱 青皮 白芷 木通 赤芍药 连翘 甘草各五分 穿山甲 王不留各一钱

水煎，食远服，服后更摩乳房。

产后子死消乳法

用麦蘖二两，炒为末，作四服，食远，汤调下。

小儿诸病

肝与脾病多。肝只有余，肾只不足。病因有二：曰饱，曰暖。药与大人同，只剂小耳。

延生方

小儿初生脐落后，取置新瓦上，用炭四围，烧至烟尽，放土地上，用瓦器盖之，存性，研为末。预将好辰砂为极细末，水飞过。脐带若有五分重，辰砂二分五厘，生地黄、当归身煎脓汁一二蚬壳，调和前二味抹儿口中上腭间，及乳母乳头上，一日服尽。次日大便下秽污浊垢之物，终身无疾，其子长命。

---

① 百齿霜：《本草纲目·人部》："头垢，梳上者名百齿霜。"

一方　小儿脐风。用雄黄三钱，飞矾五分，百草霜五分，为末，凉水调匀，摊绢贴脐上，以手帕包住，出汗为愈。

一方　小儿惊风至重，身战、不省人事。朱砂一钱，乌梅肉一个，巴豆一个（去油），南星一钱，麝香少许，为末，姜汁丸麻子大。每岁一丸，乳汁送下，茶清亦可送下。此方又治寒痰裹乳作惊。

一方　小儿初生七日，急患脐风撮口，百无一治，父母坐视其死而无救，良可悯哉！一秘法极有神验。凡儿患此者，齿根之上有小白泡子如粟米大，急以温水蘸绵布裹手指，轻轻搽破，即开口，不须服药即安。

一方　治撮口。小儿断脐，为风湿所乘，或尿存胞裙之内，遂成脐风。面赤喘急，啼声不出，名曰撮口，并治。

金头蜈蚣一条，炙　蝎梢四尾　僵蚕七个　瞿麦五分

上为末，先将鹅翎管吹鼻内，使嚏喷啼哭为可医，后用薄荷汤调服。

一方　灸法治惊风。

男灸左乳黑肉上，女灸右乳黑肉上，一岁灸三壮，二三岁灸三七壮，大人不灸。

辰砂丸　治小儿乳积，惊积，食积，急慢惊风。

辰砂一钱，另研　胆星一钱　巴豆霜一钱

面糊丸，黍米大，三五丸、薄荷汤下。

一方　治惊风。子母俱服。

人参　白术各一钱　茯苓　陈皮各五分　甘草　薄荷各二分　半夏　天麻各七分　细辛三分　全蝎炒去毒，五分

姜三片，水煎服。

一方　治惊而泄。

人参　黄芩　芍药　白术各等

夏月加黄连、甘草、竹叶、生姜。

水煎服。

抱龙丸　治风痰壅盛，惊搐昏睡。又治痰嗽惊风，时作潮热。

牛胆南星一两　天竺黄五钱　辰砂　雄黄各二钱半　麝香一钱

上为末，炼蜜丸芡实大，甘草薄荷汤化下。

一方　治小儿角弓反张，目直视，因惊而致。用南星、半夏、僵蚕炒，姜汁、竹沥调灌，更灸印堂。

钱氏白术散　治久泄成惊。

藿香　白术　木香　白茯　甘草　人参各一钱　葛根二钱

一方　有陈皮、半夏、砂仁。

上为末，每服一二钱。水煎服。

一方　若频泄痢，将成慢惊风。此散内加山药、白扁豆、肉蔻各一钱，姜汁一匙，煎服。

一方　若慢惊风已作，加细辛、天麻各一钱，全蝎三个，白附子八分，水煎服。

上窜切牙，额上红是心热，加黄连、甘草；目连闪是肝热，加柴胡、防风、甘草；左腮红是肝风，泻青散；右腮红是肺风，泻白散；鼻上红是脾热，泻黄散；耳上红是肾热，加知母、黄柏、炙甘草；无故忽然大叫者必死，是火大发，其气虚甚故也。

益脾散　和胃进食。

茯苓　人参　草果煨　木香煨　甘草炙　陈皮　厚朴制　苏子炒

上为末，每服一钱，姜三片，枣二枚，水煎服。乳母大剂，煎服数贴，好。

一方　小儿吐泻，黄疸。

三棱　莪术　青皮　陈皮　神曲炒　麦芽炒　黄连姜炒　甘草炙　白术炒，各等

上为末，用一二钱，姜汤调下。

伤乳食吐泄，加山楂；时气吐泻，加滑石；发热，加薄荷、茯苓。

益元散　治小儿夏日吐泻痢疾。若吐泻腹痛，以胃苓汤好。

助胃膏　治小儿冷气入胃，呕吐不已。

白豆蔻十四个　木香煨，二钱　砂仁四十个　干山药一两　肉豆蔻四钱，煨　人参　白术炒　白茯苓去皮　甘草各五钱

上为末，每服一钱，陈紫苏木瓜汤下。如不服药，加面焙焦饼，空心吃。

一方　治大小人泄泻。

封脐膏

陈米粉（炒黄）四两，乳香、没药各一两，为末，每用一匙，醋调，封脐上贴膏药。

肥儿丸　治疳，杀虫，去积，退热，进食。

木香　胡黄连　使君子肉各一两　黄连　槟榔　龙胆草　诃子肉　肉豆蔻煨　芜荑　芦荟　阿魏　银柴胡

上为末，猪胆汁打糊为丸绿豆大，每二三十丸灯心汤下。

一方　治休息痢及疳泄，日久不能安。用鸡子一枚，打破，用黄蜡如指大一块，铫内溶，以鸡子拌和炒熟，空心食之。

又方　鸡子一枚，生矾二分和炒食，亦好。

一方　治小儿吐泻不食。

人参　白术　茯苓　甘草各二钱　白豆蔻七分　肉豆蔻火煨，二个　木香一钱　山药五钱　砂仁二十个

上为末，炼蜜丸皂子大，米汤化下。

一方　治小儿腹痛泄青色者，是寒湿与惊气所致。

人参　白术　茯苓　甘草　陈皮　苍术　羌活　藿香　桂皮　木香　砂仁　防风　白芷　青皮少

火煨生姜二片，水煎服。

一方　小儿久痢赤白，羸①瘦沉困，或眼闭发脱，用青黛为末，每服一钱，连进三四服。能杀虫，消疳，退疳黄，止痢。

一方　小儿腹痛，多是饮食所伤。

山楂去核　神曲炒　砂仁炒　麦芽炒　甘草炙　白术炒　陈皮　青皮炒

寒痛加藿香、吴茱萸；有热加黄芩。

水煎服。

一方　小儿腹胀。

用萝卜子（炒）、干葛、陈皮各等。

食少加白术、甘草少许，厚朴水煎服。

一方　小儿吃泥，胃气热故也。

软石膏　黄芩　陈皮　茯苓　白术

水煎服。

木香散　小儿盘肠气痛不已，面手冷，日夜啼叫，屎如米泔。

川楝子十个，去皮核，巴豆三十五个，去皮，同炒，令豆黄。青豆不用　木香　使君子肉　玄胡索　茴香各钱②

上为末，空心用清米饮调下，量儿大小与服。

泻青丸　治小儿肝经风热，目赤肿痛。兼治肝经实热，手

---

① 羸：原作“瀛”，形近而误，据文义改。

② 各钱：《普济方·婴儿初生门》作“各一分”。

寻衣领乱捻物，目直视不搐，得心热则搐，身反折强，直目连札，或脏腑飧泄，诸药不止，脾虚肝盛。

当归　龙胆草　川芎　山栀　大黄纸裹煨　羌活　防风各二钱半

上炼蜜为丸，竹叶沙糖汤下。

八正散　治小儿心经蕴热，脏腹秘结，小便淋涩。见淋门。

一方　小儿癖病。

水红花子炒，二钱　大黄　朴硝　山栀子　子石灰

上用酒酵一块共捣，和为膏。用青绵布摊贴，外用热汤瓶熨，以手帕勒之，三日后揭看，肉黑是效。

一方　小儿癖病。

立秋后取虾蟆去头足腹肚，油涂，合仰瓦上，火炙之，令熟。自四五个，积自下。

一方　治小儿木舌，舌肿硬不和软者是。又重舌者，舌下生舌。二者皆是热病。

百草霜　芒硝　滑石

上为末，酒调付。

一方　治小儿吐蛔虫，以苦楝根为君，佐以二陈汤，煎服。

冬月吐蛔，多是胃寒胃虚所致，钱氏白术散加丁香二粒，服。

一方　小儿夜啼。

人参、黄连各一钱，甘草（炙）五分，入竹叶二十片。

姜一片，水煎服。

酿乳法　解胎中受热生下，面赤眼闭不开，大小便不通，不能进乳食。

泽泻二两半　猪苓　赤茯苓　天花粉　茵陈　甘草各一两　生地

黄二两

上每服二钱，水煎，捏去宿乳，服之。

一方　小儿口糜，满口生疮者是。

黄柏　细辛　青盐

上等为末，噙之，吐出涎。亦治大人。

一方　治口角烂疮。发灰，猪脂调付。

一方　治小儿白屑满口，壮如鹅口。用发缠指，蘸井花水，拭舌净，用煅过黄丹掺之。

一方　治小儿牙疳。白矾装入五倍子内，烧存性，为末付。

又方　栀子皮烧存性，为末付，好。

一方　治小儿口疮。用巴豆一个，研烂，和胭脂再研。贴眉中，半炷香，急去之。

一方　小儿口疮久不瘥，涎入胸中生疮，角蒿灰涂之。

一方　小儿舌下生舌，名曰重舌，针刺去恶血，即愈。

又方　治马牙重舌。研锁上铁锈[1]，水搽。好。

一方　治疳穿破腮口。用红枣去核，入白矾一分，封固，火煅存性，为末，搽之。

治小儿鼻衄**地黄汤**。

川芎　生地　赤芍　当归各等　蒲黄少许

水煎服。

小儿初生大便血**蒲黄散**。

生蒲黄、油头发灰各一钱，生地黄汁，或米饮或乳汁，俱可调服。

一方　小儿溺血。

---

① 锈：原作"秀"，音近而误，据文义改。

蒲黄、生地黄、赤茯苓各等，入发灰，空心，水煎服。

一方　牙噤不开。用南星一钱，片脑少许，研匀，纸蘸生姜汁，搵药左右，搽牙根，开。

三黄丸　治小儿诸热，兼治身黄、黄疸、衄血、便血。见火门。

一方　小儿尿血。用甘草汤调益元散，加升麻末，尤好。

生地黄汤　治小儿生下遍体皆黄，壮如金色，身壮热，大小便不通，啼声不出，不乳食。

生地黄　当归　赤芍　川芎　天花粉各等

每五七钱，水煎，母子俱服。

一方　小儿头疮。

腊猪油（半生半熟）、雄黄、水银各等，上研匀，封疮上。

一方　治小儿脐中汁出，及湿痒。用枯矾或黄柏末付。

又方　龙骨烧同枯矾研付。好。

一方　小儿癞头疮。用通圣散合酒，另炒大黄为末，再用酒拌，令干，水煎服三二钱。外用红炭，淬长流水中，热洗之。用胡荽子、伏龙肝、悬龙尾黄连、枯矾为末，油调付。

连床散　治小儿满头癞疮毒，及手足身上阴器肤囊，痒则抓烂成疮，黄水出，淋漓燥痛。

黄连五钱　蛇床子二钱半　五倍子一钱二分　轻粉一分

上为细末，先以荆芥、葱白煎汤洗净，香油调付。

一方　小儿赤毒、赤肿、火丹走注，先以丹头上针刺血出，散毒。

一方　伏龙肝不拘多少，用鸡子清调付。

一方　大黄、朴硝为末，水调付。

一方　小儿黑瘢、红瘢、疮痒、瘾疹，并宜防风通圣散为末付。

一方　治小儿脱囊，即外肾肿大。

木通　甘草　黄连炒　当归　黄芩各等

空心，水煎服。

又方　紫苏茎叶为末，湿干付。如干，用香油调鹅翎扫青荷叶包之。

一方　治小儿耳后月蚀疮。

黄连、枯矾为末付。

一方　治小儿疟疾成癖块。

川芎二钱　生地　芍药各钱半　陈皮　半夏　炒芩各一钱　甘草　姜三片

上水一钟，煎至七分，入醋炙鳖甲末三钱服。

升麻葛根汤　治大人小儿时气，瘟疫发热，肢体烦痛，及疮疹未发，疑似之间，最为稳当。

人参　紫苏　前胡　半夏　葛根　茯苓　枳壳　桔梗　陈皮　甘草

气盛去人参；咳嗽加桑白皮、杏仁；头痛加羌活、川芎。姜水煎服。

金泥膏　小儿一切无名肿毒，焮热，诸般丹瘤热瘰湿烂。大小亦同此法，神效。

阴地蚯蚓粪（少）、朴硝（多）同研，新汲水浓调，厚付患处，日三四次。

绵茧散　治小儿遍身上下生疳蚀疮，脓水不绝。

用出蛾蛾口茧，入白矾末烧，研细付。

参苏饮　治时气，瘟疫，两感风寒，咳嗽，头痛发热。又治小儿瘢疹未出，疑似之间，最好。见伤寒门。

消毒犀角饮 治大人小儿内蕴邪热，咽膈不利，痰涎壅嗽，眼赤面肿，腮项结核，肿壅，毒聚，遍身瘾疹，丹毒，赤瘭，及疮疹已出未出，出不快透，并皆治疗。小儿疮疹已出，热尚未解，急进三四服，快透消毒，应手神效。

鼠粘子微炒，四钱 荆芥 甘草各一钱 防风一钱半

一方 加黄芩一钱（酒炒），犀角五分（如无，以升麻代用）。

水一钟，煎至六分，温服。

一方 治小儿咳嗽。

白矾 皂角

上二味，各等分，为细末，用生姜汁调付乳上，使小儿咂之，

一方 小儿咳嗽，胸满有痰。

大黄一钱 皮硝五分 巴豆不去油，二分半

大人用一分半，小儿用三五厘，茶清调下。

国老散 治癍疮，痘疹，疔肿，痈疽，诸般恶疮。及中砒毒、菌毒、伤寒发狂言，并治。

五月初三四日，预选大甘草，不拘多少，研为细末。却入大竹一段，两头留节，一头钻小孔，入甘草末于内，其孔用木塞固，勿令泄气，用绳缚竹。候端五日时，置粪缸中，以砖坠竹至底。四十九日取出，长流水洗净，候干，取药晒燥，再研，贮磁器内。如遇小儿出痘见苗，每用一钱，淡沙糖水调服。并治诸般恶疮，又治天行瘟疫毒，加药内服。

小灵丹 治小儿呕吐泄泻，又治惊气裹乳腹胀。

巴豆去皮、油，二分半　人言①三分　雄黄三分

为末，溶蜡为丸米大。每五七丸，凉茶送下。忌热物一时。

玉饼子　治小儿吐泄，惊疳，乳食不消，肚胀，潮热，咳嗽，急慢惊风，及痢疾，寒痰裹乳。

半夏大者十二个　巴豆五十粒，去壳，另研　滑石　寒食面各一两　轻粉一钱

上末，滴水丸绿豆大，作饼。每三五七饼，姜汤调下。忌热物一时，量大小儿用。

一方　小儿诸般咳嗽痰喘。

阿胶炒　杏仁去皮尖，炒　半夏姜制　甘草　枯矾　桑白皮　百部　五味子　麦冬去心　桔梗　款冬花　诃子去核，煨

上末，姜汤丸绿豆大，姜汤下二三十丸。

一方　小儿痰嗽不能服药，用生姜四两煎汤，从头面洗至足，两三次，妙。

醒脾散　小儿吐泄不止，痰涎壅盛，作惊风，脾困昏沉，默默不食。

木香　天麻　人参　茯苓　白术　甘草　僵蚕炒　白附子各七分半　全蝎炒，三分

上水一钟，生姜三片，枣一枚，煎至六分，徐徐温服。

实肠散　治小儿泄泻，肠滑脾虚，米谷不化。

茯苓　陈皮　砂仁　肉豆蔻　厚朴姜炒　诃子煨，去核　苍术各七分　木香不见火　甘草炙，各三分

上水一钟半，生姜三片，枣一枚，煎服。

固真汤　治小儿吐泻后脾胃虚弱，遂成慢惊风，昏沉不省

---

①　人言：即信石，俗名砒霜。

人事。

人参　茯苓　白术　附子炮，各二钱半　山药　黄芪蜜炙　肉桂　甘草各二钱

上水一钟，姜三片，枣二枚，煎服。

一方　治小儿头上疳疮。

松香一两　黄丹一两　飞矾一两

为末，绵种油调搽，先去发，洗。

益脾散　和胃进食。

茯苓　人参　草果煨　木香煨　甘草炙　陈皮　厚朴制　苏子炒

上为末，每服一钱，姜汤调服。

一方　小儿腹痛，泄青色，是受寒湿惊所致。

藿香　官桂　木香　砂仁　防风　人参　白术　茯苓　甘草　陈皮　苍术　羌活　白芷　半夏各等

煨生姜三片，水煎服。

小儿杀虫**定辰散**。

槟榔四两，石灰制　枳壳四两，炒　使君子肉十个

共为细末，空心，猪肉汁调服。

香棱丸　治小儿积气发热，肚腹膨胀，肢体瘦弱，饮食不为肌肤。

甘松　使君子　神曲　麦芽各二钱半　三棱煨　莪术煨　青皮　陈皮　香附各五钱　胡黄连一钱

上为末，蒸饼丸黍米大，米饮下二三十丸。

贴癖膏

穿山甲五钱　木鳖仁十五个　全蝎五钱　斑蝥二钱　川乌五钱　巴豆仁一两半　胆矾二钱　阿魏三钱　蟾酥二钱　轻粉二钱　番硇二钱　芦荟二钱　血竭二钱　蜈蚣五条　古石灰三钱　糊盐一钱

真麝五分　净油半斤　飞丹四两

熬用。

一方　小儿癖疾，伤眼。

苍术米泔浸炒，三钱　白术白者炒，三钱　牡蛎粉三钱半　黄蜡三钱半　槟榔一个　黄连一钱

用猪肝一个，去筋膜，布包，米泔水沙锅中悬胎煮熟，任食。

治小儿急慢风**黑龙丸**。

牛胆南星　青礞石同焰硝煅，各一两　天竺黄半两　青黛半两　芦荟二钱半　辰砂三钱　僵蚕炙，半钱　蜈蚣一钱半，烧存性

上为末，甘草煎膏，为丸如鸡头实大，每服一二丸。急惊风，煎姜蜜薄荷汤下。慢惊，煎桔梗白术汤化下。

一方　治小儿盘肠气痛，啼叫不已，甚至唇口青黑者。

茴香炒　木香　黑附子　金铃子去核，用皮　萝卜子炒　槟榔　破故纸　白豆蔻煨，各等分

上每服二钱，水一钟，入盐少许煎，空心温服。

治小儿鹅口口疮**一捻金散**。

雄黄三钱　硼砂一钱　龙脑少许　甘草五分

或加黄连五分。

上为末，干付，或蜜水调付。

救急诸方

一方　救自缢死。自旦至暮，但心下微温，可治。急抱起死者，使绳松宽，解去绳，切不可割断。微捻正喉咙，放侧卧，用被盖，急用竹管吹其两耳，一人急牵其发，勿放手，就用脚踏其肩，一人摩其胸，及屈其手足，少活，即以米饮与之，

多活。

一方　救人溺水死。先以物斡[1]开死人口，横放箸一根，令牙咬之，头底足高，使水出，速解衣带，以艾灸脐中，即活。

一方　救落水冻死，四肢冷，口不能言，只有微气，不可便令火炙。用布袋盛热灰，放在心头，冷再换。热者如眼开，用温酒米饮服。

一方　救伏暑伤人，不可便令冷处，冷之即死。宜用温汤常摩洗其心腹间。如在路途急切，用路上热土铺腹脐间，作窝，令人尿其脐土间，即活。

一方　救中忤、中恶、鬼气。用犀角五钱，麝香、辰砂各二钱五分，每服二钱，井水调下。如无前药，用雄黄末一钱，煎桃柳枝叶汤调灌。又无雄黄，用久在身上汗衣，或用久着内衣、触衣，男用妇衣，妇用男衣，烧存性，沸汤调服二钱。

又方　治卒中恶，不省人事。用韭菜研汁灌入鼻中。

一方　救鬼魇、鬼打。凡初到客舍馆驿，及久无人居冷房，睡中觉鬼物魇打，但其人吃吃作声，便令叫唤，如不省，此乃鬼魇，不救即死。

牛黄　雄黄各一钱　辰砂五分

上研为末，和匀，每桃一钱，床下烧，次用一钱，酒调灌之。如无前药，用桃柳枝东边者各七寸，煎汤灌下。又无桃柳枝，用灶心土搥碎末一钱，井水调灌，更用半指甲，吹入鼻中，再用艾灸人中，次灸两脚大拇指内，离甲一韭菜，各灸七壮。

一方　救睡卧中不省。用韭菜汁滴入鼻中，冬月用韭根捣汁灌之。

---

① 斡：原作“斡”，形近而误，据《万氏济世良方》卷五急救诸方改。

一方　救治脱阳。大吐大泻之后，四肢逆冷，元气不接，不省人事。及伤寒新瘥，误与妇人交，其证小腹紧痛，外肾搐缩，面黑气喘，冷气自出，亦是脱阳，须臾不救。

先以葱白数茎，炒令熟，熨脐下，次用：

附子重一两者，锉八片　白术　干姜各半两　木香二钱半

上四味，各研末。用水二钟，煎八分，冷服，须臾又进一服，粗并煎。又无前药，用桂枝二两，好酒二升，煎至一升，分作二服。又无桂枝，用葱白连须三七根，细锉，沙盆细研，用酒五升，煮至二升，分作二服，阳气即回。先用炒盐熨脐下气海，勿令气冷。又无葱白，生姜三七片煎服，亦好。

紫金锭　救自缢落水死，鬼迷，鬼魇，死未经宿，心头温者，并宜冷水磨灌，即活。

一方　治从高坠下，瘀血冲心欲死。用豆豉一大盏，水二钟煎服。若伤重不能言，取药不及，急劈开口，以热小便灌之。

治吞针方　有人误吞针在腹中，诸医不能治，煮蚕豆熟，同韭菜吃，针自出。

一方　一人鱼刺喉中，食韭菜，刺随下，干菜亦可。

又方　吃白糖随下。

一方　治搅肠沙，腹痛难忍。但阴沙腹痛，手足冷，看其身上有红点，以灯草蘸油点火烧之；阳沙则腹痛而手足暖，以针刺其十指背近指处一分半许，血出即安。仍先以两肩背将其恶血聚指头，急刺，血出即安。

又方　痛不可忍，须臾死，名干霍乱。急用盐一两，滚汤调服，或炒石沙投酒中，服。

一方　凡魇死，缢死，溺死，产后晕绝，用半夏为末，吹入鼻中，极快。

一方　治人九窍、四肢、指歧间皆有血出，此暴惊所致，以冷水猛噀其面即止。勿令病人知，知即不效。

火丹方

大黄一两　寒水石一两　青黛五钱

为末，水调付。火烧疮，付亦可。

一方　治鱼刺入喉。用砂仁、甘草为末，以绵裹少许，咽之，良久，骨随痰出。

一方　治禾麦芒刺喉中。取鹅涎灌之，以鹅善消芒。

一方　治一切金刃所伤，一切膘疮，及马断梁等疮。用冬月黑牛胆一个，装新石灰四两，白矾一两，阴二十一日，待干取出。再用黄丹一两，另炒紫色研细，再同研匀，付疮立瘥。

解诸毒

一方　中诸药毒，用五倍子二两，研细，好酒调服，其毒或吐或下，即安。

一方　解一切毒，急速无药，以香油灌之，好。又解河豚鱼毒。

一方　解巴豆毒，黄连、大黑豆、菖蒲汁俱好。

一方　解附子、川乌、天雄、斑蝥毒，以大黑豆汁饮。

又方　甘草节解一切毒。

紫金锭　凡中蛊毒，狐狸、鼠、莽、恶菌、河豚毒，疫死牛马肉毒，饮食毒，草木鸟兽毒，俱用薄荷或凉水磨服，效。

一方　觉腹中不快，即以生豆拭之，入口不腥，如甜，乃中毒也，急以升麻浓煎汤，连饮一二碗，手探吐愈。若多饮盐水，亦好。

治风犬咬伤**定风散**。

南星（生）、防风各等，为末，先口噙浆水，洗净拭干，以药付之，无脓不发。

一方　治风犬咬，神效。

斑蝥去足翅，炒　滑石　硇砂各等

为末，酒调六分服，量大小人加减用。男子十日以里，女人二十日以里，尚可服，能去根。小便中尿出狗形好。

一方　狗咬，以紫苏口嚼，碎涂。

又方　以虎骨末付，好。

一方　解九里蜂毒，蜈蚣、全蝎伤人。用皂角钻孔，贴在伤处，上用艾灸五七壮。

一方　凡中毒蛇蝎咬伤，即服此药，乃令毒气不得聚。青黛、雄黄各一钱，研，水调服。

又方　用地浆水调铅粉服，立好。

一方　呕吐不止，麝香总解。

一方　治箭并针折在肉。象牙细刮屑，以水和付，出。又针不出，双杏捣烂，车脂调付，出。

一方　治竹木针刺入肉不出，牛膝根嚼烂罨之，自出。

一方　蝎伤，干姜末，唾调付。又南星、白矾末，唾调付。又自口嚼甘草付并好。

一方　治风犬咬。用韭菜根捣汁，服二三钟。又艾灸伤处五七壮，好。

一方　治蚊虫壁虱。用木鳖子、川芎各一两，雄黄五钱，为末，炼蜜丸芡实大，烧一丸，尽去。

又方　白马啼[①]麻下烧烟，壁虱尽化为血。

---

① 白马啼：疑为“白马蹄”之误。白马蹄有解毒杀虫的功效。

又方　白胶香烧，蚤虱尽去。

一方　治手足冻疮破裂。用五倍子为末，牛骨髓调搽疮口，以帛缚之。

又方　以白及为末，水调付，先煎茄根汤洗。

一方　用附子去皮脐，为末，水调付。

一方　治漆疮。白矾煎汤洗。

又方　蟹黄涂之。

又方　干荷叶煮水洗。

一方　治白癜风。用黄芩末，茄蒂蘸搽，好。

一方　治赤白癜风及汗瘢。

白附子、硫黄，用姜汁调匀，茄蒂蘸搽数次。

又方　生姜和信少许，同捣烂，绢帛包，搽之极好。后服通圣散，先煎瓜蒌苗洗。

一方　十指疼痛麻木。

大附子、广木香等分，水煎服。足弱去附子，加川乌头。

一方　丈夫阳衰，腰膝冷或痛。

淫羊霍①一斤，浸酒一斗，春夏浸七日，秋冬浸十四日，兴阳道，壮腰膝。

蝎子咬方

用胆矾、南星、蟾酥为末，唾津调付。

洗面玉容散

藁本一两半　三柰一两　朝脑三钱　甘松一两　滑石一两　天花粉一两　白檀一两　零零香一两　糯米一合　皂角末二两　绿豆粉一两

① 霍：通“藿”。《说文通训定声·豫部》：“霍，假借为藿。”

为极细末，洗面，炼蜜丸，亦可。

治靛缸方

苍术多　红药子中　川乌少　大黄中

为末，入靛水熬滚，入瓮搅活。

八仙茶　化痰，清头目，行气，止渴，消食，去躁烦，辟秽恶邪气，及瘴雾毒气。

薄荷叶洗净，一两　甘松净，三钱　硼砂四钱　白檀香四钱　紫苏叶五钱　儿茶五钱　片脑一钱　藿香叶三钱　桂花一钱　乌梅肉三钱

上为极细末，煎甘草半斤成膏，为丸黄豆大，每噙化一丸。

造豆豉方　用大青黄豆一斗，煮熟控干。用细面十斤，拌二次匀了，放透风净房内，扫地下。铺麦秸四指厚，上铺席，将豆摊席上一指厚，发七日，将豆阴干，或晒干听用。豆在伏日造，收合。豉①在立秋后方可造。

白盐七斤　生姜七斤　杏仁净，八斤，去皮　净花椒半斤，拣去黑子，合口　鲜瓜丁二十八斤，切片　大茴香六两　小茴香一斤，炒　官桂六两　陈皮半斤　紫苏叶四两　薄荷叶四两　甘草半斤　草果仁十五个　砂仁四两

以上九味，水洗净，晒干，碾为末，同豆药盐等，外加好黄酒一碗，同入大孛罗内，拌数十次，极匀了，用手握不散，成块为度。方入坛内，随装随捣，捣极实，满坛口，留药一两，盐一撮，撒在坛口，外用纸数层，竹叶封固，周转其坛，晒四十余日，方取用。

一方　夏月伤暑，发热汗，大泄，无气力，脉虚细而迟，

---

①　豉：原作“鼓”，形近而误，据文义改。

此暑伤元气也。

人参　黄芪蜜炙　麦冬去心，各一钱　黄连五分　黄柏三分　白术一钱二分　白芍一钱　甘草五分　陈皮一钱　茯苓一钱　香薷七分　知母七分

姜三片，水钟半，煎服。

一方　夏秋暑月，因热过食冷物、茶水伤其内，又过取凉风伤其外，以致恶寒发热，胸膈饱闷，饮食不进，或呕吐泄泻，痢疾，此内外俱伤寒冷也。

人参一钱　白术一钱半　干姜炒，一钱　甘草炙，五分　厚朴姜炒，五分　陈皮一钱　羌活一钱　枳实一钱　茯苓一钱

水一钟半，生姜三片，煎服。

一方　夏暑在途中，常服以壮元气，清热驱暑，免中暑、疟痢、霍乱泄等疾。

人参一钱二分　甘草五分　知母炒，六分　麦冬去心，一钱　五味子十粒　白术炒，一钱　白芍炒，一钱　白茯一钱　黄芩炒，二分　陈皮七分　香薷七分

姜三片，水煎服。

一方　人遇劳倦辛苦，用力过多，即用二三服，免生内伤发热之病，主补气。

黄芪蜜炙，一钱半　人参一钱　甘草五分　五味子二十粒　麦冬一钱半　陈皮一钱　白茯苓一钱

劳倦甚加附子（炮）五分。

水钟半，生姜三片，煎服。

一方　人遇劳心思虑，损伤精神，头目昏眩，心虚气短，惊悸烦热即服，补血为主。

人参一钱二分　五味子十五粒　当归一钱　麦冬去心，一钱　白

芍炒，一钱　山栀五分　茯神去心，一钱　酸枣仁炒，五分　生地酒洗，五分　甘草炙，五分　陈皮五分　川芎五分

姜三片，水煎。

一方　治酒醉，宜热汤漱口。盖其酒毒在口，大醉则与热汤于密室中洗面，次梳头千数梳即醒。

三子养亲汤　凡人年老形衰，苦于痰气，喘嗽，胸满，艰食，不可作病治，妄投汤剂，反耗真气，此二方随试[1]随效。

紫苏子主气喘咳嗽　白芥子主痰，下气宽中　白萝菔子主食痞，理气

上各洗净纸上，微炒捣碎，视何证多以所为主，余次之。每服三钱，用生绢作一囊盛之，水钟半煎沸即服。如煎久，则苦辣，口苦。

若大便实，加熟蜜一匙。如大便秘甚，去紫子，减芥子，加小麻子。

夜容膏　治黡默，风刺，面垢。

白芷　白牵牛　黑牵牛俱用头末　玉女粉[2]　雁条　白丁香　白茯苓　密陀僧　白檀　白蔹　白及　白附子各等分

上为细末，鸡子清和为丸，阴干。唾津调，夜搽面上。

透体香丸　治遍身炽腻、恶气及口齿气。

丁香一两半　藿香　零零香　甘松各二两　白芷　香附　当归　桂心　槟榔　益智各一两　麝香五钱　白豆蔻二两

上细炼蜜捣千下，丸梧子大。每噙化一丸，二十日后异香。

---

① 试：原作"拭"，形近而误，据文义改。

② 玉女粉：《医方类聚》卷之八十一引《居家必用》："用益母草灰，不计多寡，糯米粥搜和为团，炭火煅通红，离火伺冷，研细，再粥搜团，煅之，以雪白为度。"

金莲稳步膏

地骨皮、红花同研细，于鸡眼痛处付之，或成疮，亦付，次日结痂，好。

瘢　疹

夫小儿瘢驳疹毒之病，俗言疹子，是肺有热也。其肺胃蕴积热毒，遇以时气所作，熏发于皮肤，状如蚊蚤所咬，故赤瘢遍体也。凡发赤瘢，十生一死；黑瘢者，十死一生。

《类证》：脏腑蕴热不同，表里受证各异。小儿时气，咳嗽声重，涕唾稠黏，目眶焮赤，烦热燥渴，此则肺胃蕴积热毒。发则易出，一出遍于肌肤之上，如痱疮泡子，见而渐没，病在于表，受毒之浅，此名疹子，亦名肤疮。或时蕴毒，热气熏蒸，病在于里，受毒之深，发于皮肤，状似锦纹，或如蚤咬，痕类小豆大，或赤或黑，是名瘢也。又有小儿水痘一证，与正痘不同，易出易靥，不宜燥温，温之亦不为害，但不能结痂，则烂成疮搭矣。

升麻葛根汤

白芍药　升麻　甘草炙　葛根各等

每服三钱，水一钟煎，温服。

惺惺散　治小儿风热，疮疹，时气，头痛，壮热，目涩，多唾，咳嗽喘满，心烦。

桔梗去芦　细辛去土叶　人参　甘草　白茯　川芎　白术各等　薄荷少许

水煎服。

异攻散　能除风寒湿，调和阴阳，滋养血气，痘疮易出易靥，不致痒塌，善救表虚。

木香　官桂　当归　人参　茯苓　陈皮　厚朴姜制　丁香　肉蔻各一两　附子炮，去皮脐　半夏姜制，各一钱半　白术三钱

热盛，去附子。

上每服三钱，生姜三片，枣二枚，水一钟，煎至六分，空心温服。

木香散　性温平，能和表里，通行津液，清上①实下。扶阴助阳之药，能救里虚，泄渴、腹胀等疾。

木香　大腹皮　人参　桂心　赤茯　青皮　前胡　诃子去核　半夏姜制　丁香　甘草炙

上姜三片，水一钟煎，空心服。

肉豆蔻丸　专治小儿泄泻。

木香　砂仁各三钱　白龙骨　诃子煨，去核　肉豆蔻炮，各五钱　赤石脂煅　枯白矾各七钱半

上为丸，面糊丸黍米大。周岁每服三十丸，三岁服百丸，甚则煎异攻散送下。

人参白术散　治小儿痘疹已靥，身热不退。生津，除烦，止渴。如脏腑泄泻，足指冷者，只服木香散。

人参　白术　藿香　木香　甘草　白茯各一两　干姜二两

每三钱，水煎。

人参麦门冬散　治痘疮欲靥已靥之间，身热小渴。

麦冬去心，一两　人参　甘草炙　陈皮　白术　厚朴姜制，各等分

水煎，温服。

柴胡麦冬散　治痘疮已靥，身壮热，经日不退②，此药主之。

---

① 上：原作“止”，形近而误，据文义改。

② 退：原脱，据《幼幼集成》卷六柴胡麦冬散文义补。

柴胡　麦冬各三钱半　甘草炙　人参　玄参各一钱半

水煎服。

桔梗甘草防风汤　治痘疮已靥未靥之间，风热咳嗽，咽膈不利。

桔梗　甘草　防风各等分

水煎服。

消毒散　治小儿痘疮未靥已靥之间，浑身壮热，大便坚实，或口舌生疮，咽喉肿痛，牙根嗅烂。

牛蒡子炒，四两　荆芥穗　甘草炙，各二两

每服三钱，水煎服。

四圣散　治痘疮出不快。既显红点之后，不能起发，当作血疱而不能作，或倒靥，当作脓窠而不能作，或心腹胀满，小便赤涩，余热不除，无他证，宜服此。

紫草　木通　甘草炙　黄芪　枳壳炒

大便秘加枳壳；不秘加糯米百粒。

每三钱，水煎服。

一方　加木香、川芎、糯米能解毒发疮。

人参清膈散　治痘疮已靥，身热鼻干，涕唾稠黏，大便如常，小便黄赤，咳嗽亦治。

人参　柴胡　当归　芍药　知母　桑白皮　白术　黄芪　紫菀　地骨皮　茯苓　甘草　桔梗　石膏各二两　黄芩五钱

每服三钱，姜三钱，水煎服。

前胡枳壳汤　治痘疮欲靥已靥之间，壮热痰实，胸中烦闷，大便坚实，卧则喘急，如无头温足冷，腹胀泄渴，咬牙者，宜服。脉微者，不可服。

前胡　枳壳　赤茯　大黄蒸　甘草炙，各五钱水煎服。

谷精草散 治痘疮欲靥已靥之间，痘毒冲眼，目翳遮睛，瞳人瘾涩，泪出不止。

谷精草一两 生蛤粉二两

上为细末，用獖猪肝一叶，以竹刀劈作片子，掺药在内。用草绳缚定，以沙锅悬胎，清米泔煮热，令儿食之。

若青朦眼，加黑豆皮一钱同用。

韶粉散 治痘疮才愈，面毒气尚未全散，疮痂虽落，其瘢犹黯，或凹凸肉起，当用此药涂之。

韶粉一钱 轻粉一钱

上研猪脂油拌如膏，薄付疮上。

《类证》治痘疮，痂疕欲落不落，当灭瘢痕。

羊骬骨一两 轻粉一钱

上以羊骨髓炼溶，入轻粉研成白膏，磁合盛之，涂疮上，其痂自落，亦无瘢痕。

一方 治痘疮痒甚，误抓成疮，及疮痂欲落不落。用上等白蜜涂之，其痂即落，亦无紫黑瘢痕。如痘疮痂已落，其根盘当红活，而反平白者，必生白癜风，用白蜜涂之即红，而免生风。

绵茧散 治小儿因痘疮身体及肢节有疳蚀疮，浓水不绝。

出蛾口茧，不拘多少，用生白矾搥碎，入茧内令满，炭火烧研，细掺之。

雄黄散 治小儿因痘疮牙根生疳蚀疮。

雄黄一钱 铜绿二钱

研极细，掺之。

葛根麦门冬散 治小儿热毒发癍，或赤或黑，头痛壮热，心神烦乱。

葛根　麦冬去心，各三钱　人参去芦　升麻　甘草炙　赤茯　赤芍各二钱　石膏五钱

上每服三钱，水煎服。

生地黄散　治小儿疹子身热，口干咳嗽，心烦，疹后泄痢，皆可服。

生地黄五钱，泄减　麦冬去心　杏仁炒　款冬花　陈皮各三钱　甘草二钱

泄加茯苓，痰加半夏，声哑加细辛。

每三钱，水煎服。

清肺散　治疹后肺热，咳嗽，声哑。

麻黄一钱半　知母一钱　荆芥一钱　麦冬一钱　菖蒲八分　诃子八分，去核　天花粉一钱　桔梗□钱

上用生姜汁、竹沥同水煎服。

麦汤散　治小儿水痘。

麻黄去节　大黄煨　知母　羌活　甜葶苈①隔纸炒　人参各一分　滑石　地骨皮　甘草各半分

每服半钱或一钱，水一小钟，小麦七粒，煎服。

摩脊法　小儿痘疹未出之先，宜以手蘸油摩儿背脊中间，痘疮出稀少，预解胎毒，或不生。

三豆子汤　疏解热毒，使痘疮不至太盛，以未出之先，预服之，痘疮不生，生亦稀少。

赤小豆　黑豆　绿豆各半升　甘草炙，一两

上同煮熟为度，与儿饮汁食豆。

---

①　苈：原作“立”，据《幼幼新书》卷十五麦汤散补。

甘草散 预解胎毒，使痘疮不至太盛。

以甘草（炙）为末，每日两三次，汤调半钱服。

黄柏膏 治痘疮初出，先用此药涂面。若用之早，则痘不生于面；用之迟，虽生亦稀。

黄柏一两 绿豆四两 甘草生，四两

上为末，清油调如膏，面上并涂之，日三五次。

杨氏加红花，董氏用绿豆粉。

不换金正气散 治疮痘正出之时，被天气寒冷所折，内为乳食所伤，气血壅遏，荣卫不和，毒气返覆而出。

陈皮 厚朴姜制 藿香叶 半夏姜炒 甘草

加紫草、糯米同煎。

上每服三钱，姜三片，枣二枚，同煎服。

胡荽[1]酒 治痘疮已出未出之际，不起发，不红润。

用胡荽四两，切碎，好酒二钟，煎两沸，入胡荽再煎，用物合定，待温，每吸一口二口微喷，从项自足要遍，勿喷头面。病人左右常令有胡荽气，能辟恶气，痘亦出。

托里散 治小儿痘疮，毒根在里，或气虚弱，或风邪秽毒冲触，使疮毒内陷，伏而不出，或出不快，此药活血，匀气调胃补虚，内托疮毒，使之尽出，易收易靥。

人参 当归 黄芪各二两 川芎 防风 桔梗 白芷不见火 甘草生 厚朴姜制 肉桂各三钱

上为细末，木香、紫草汤调下一钱。

快癍散 治痘疮出不快。

---

① 荽：原作“妥”，据《太平惠民和剂局方》卷八十四胡荽酒改，下同。

紫草　蝉壳　人参　白芍各一分　木通一钱　甘草五分　糯米五十粒

每二钱，煎服。

活血散　治痘疮，痛甚。

赤芍药为末，酒调半钱。紫草煎汤调，亦可。

五苓散　治痘疮已靥未靥之间，大热经日不除，如无他证，当利小便，此药主之。

泽泻五钱　白术　赤茯　猪苓各三钱

上末，每服半钱，煎车前子汤调下。

四君子汤　治痘疮未愈之间，保脾土，进饮食，温血气，不致痒塌归肾黑陷之变，虽无他证，亦宜常服。方见虚门。

每三钱，水煎服。

四物汤　治痘疮出不快，颜色不红润光泽。不透者为血涩也。此药能活血，调和荣卫，但服此妙。《活人书》用白芍药一味为末，治痘疮出不快，以此知四物汤诚痘疮之仙方也。加甘草好。方见虚门。

一方　治痘疮腹痛。煎白芍药服。

犀角地黄汤　治痘疮太盛，或蓄瘀血，面黄粪黑。热甚加黄芩。

方见吐血门。每服三钱，水煎服。

败草散　治痘疮烂，脓水不干，用多年屋上烂草，择净为末，掺之。盖墙头上烂草亦佳，因多受风霜之气，故能治痘疮毒。

人牙散　治痘疮不长，毒气陷伏。

人牙烧灰细研，酒调入猪血三五点，温服。

一方　治痘疮倒靥黑陷。

穿山甲取嘴上及前足者，烧灰存性，为末，酒调下。木香汤或紫草汤入些酒调服，尤好。虽欲将绝，亦能苏而发红色，但目闭无魂者不治。

又方　男用母、女用父手指甲，烧研，细酒调服，尤妙。

周天散　治痘疮黑陷，项强目直视，腹胀喘急，发搐。即乳香散。

蝉蜕去足、翅、土，五钱　地龙去土，焙，一钱

上末，每服半钱，研乳香汤调下。连进二服，疮出愈。

抱龙丸　治瘢前瘢后风。薄荷甘草汤化一二丸。方见小儿门。

无比丸　治痘疮恶候及黑疮子。

朱砂一钱　牛黄如无，以胆星代　龙脑　麝香　腻粉各等分

上为末，一岁一字，大儿半钱，公猪尾上血三点，熟水调服。安宁稳睡，取下恶物，气即安。乳汁调服，亦好。

宣风散　治小儿痘疮盛出，壮热烦渴，腹胀气喘，大小便秘涩而赤，闷乱水肿，并逐脾风。

槟榔　陈皮　甘草炙，各等分　牵牛半生半炒

上为末，小者半钱，壮者一钱，蜜汤调服，可代百祥丸。

保元汤　治痘疮始终要药。另有虚实寒热加减法。

人参　黄芪　甘草炙，各等

水煎服。

炮制药法

人参 去芦，芦与参相反，吐药中有用芦者。

玄参 南产黑者好。去须、芦，水洗，晒干用。

沙参 去芦，刮去浮皮，水洗，晒切。

丹参 去根，酒洗，晒干用，切。

苦参 刮去薄黄皮，酒制。

白术 去梗及油黑者，不用米泔浸，切，炒。土炒，燥湿健脾胃；姜汁炒，燥湿痰、寒痰。

甘草 刮去赤皮，炙。疮科用节，下部用梢，缓火用生。大者好。

当归 去芦。土酒浸，行经活血；姜汁浸焙，不恋膈。头止血，身活血，尾破血，有全用者。

川芎 雀脑者。上部用川芎；经络痛用抚芎，即茶芎；开郁用黑者，不好。

生地黄 生血、凉血；熟者补血、温血。酒浸入经；姜汁浸焙，补药中不恋膈生痰。忌铁。

芍药 白者补血，补脾阴不足；赤者破血，行积火。煨用，有酒浸、姜汁浸，各炒。

苍术 刮去毛，土米泔浸一日夜，切，炒，有姜汁炒者。茅山者佳，制同。生白毛者好。

南星 圆大白者佳。湿纸包，火煨裂用。有姜汁浸者；有同生姜、白矾、皂角煮透焙用者；有为末，冬至日装入牛胆中，悬通风无日处，立春日取出阴干，即胆星也。

半夏 圆白大者佳。滚水泡七次，去皮脐，切用。有同姜、矾、皂角煮透切用者；有生姜汁浸三次焙用；有油炒用。不损胎，降肺火，消痰。

半夏曲 用半夏细末一斤，白矾半斤，生姜汁合成块，楮叶包，伏日制，阴干。

黄芩 刮去皮，上有用头、用尾、用腐、用片、用条、直鼠尾者，有生用酒炒姜制者。

黄连 去须，如鹰爪者好。水润，切。有酒炒、姜汁炒，有生用、乳汁浸用者。

黄芪 刮去皮芦，水洗，切。有蜜炙、姜汁炙、生用者。

防风 去芦及双股者，有生用、焙用者。

荆芥 去根土，用穗。有生用、焙用、烧灰用，有连梗用者。

薄荷 南产者佳。去梗、土洗，用叶。

羌活 川产节蜜①者佳。去芦、土洗，晒，切。

柴胡 软者好。去苗土，水洗，切。

威灵仙 去芦、土，酒浸用。

独活 去毛、土洗，晒，切。

猪苓 洗去黑皮，切。

藁本 去土毛，洗，切。

升麻 川者佳。水洗去须土，晒，切。

细辛 北者好。去土叶。

桔梗 去芦、土，泔水洗，切，焙。

白芷 水润，切片。有焙用、生用，有同黄精拌蒸者。夏日频晒，免生虫，伏日切片，好。

---

① 蜜：通"密"。《清波杂志》卷中："今薄法制，宽蜜不同如是。"

泽泻　刮去毛，水洗，润，切。有酒浸，有皂角水浸，切，焙用。夏月频晒，不生虫。

紫苏　去根土，水洗。有用梗、用叶，有梗叶同用者。

枳壳、枳实　内白外黑圆紧者佳。水浸去穰，切。麸炒枳实。绿者不好。

大黄　川者、锦纹者佳。有生用、酒浸蒸者，有酒拌晒者，不伤阴血。有酒炒，有湿纸包火煨者。

干姜　黄白色坚实者佳，黑烂者不好。有生用、炮用，有炒黑用者。生姜洗去土，有全用，有用肉、用皮、捣汁用者，有火煨用者。

菖蒲　石上生，一寸九节佳。去毛，焙。有酒浸、姜浸，焙，有嫩桑枝拌蒸者。忌铁。

五味子　北者佳。去枝，水洗，晒干。有劈破蜜拌蒸者。

大附子　湿纸包火炮裂，去皮脐，切。有同黄连、甘草、童便煮，有盐水、姜汁煮者。

草果　去皮膜，切，焙。

牛膝　去苗，酒浸，焙。

车前子　去粃、土，炒。

韭子　酒浸，焙。

萝卜子　炒，研。

蓖麻　去皮，研。

紫苏　去土，水洗，晒，炒。

鼠粘子　水洗，晒干，炒，研。

乌药　大者去须，童便煮，切。

地榆　刮去须土，水洗，切。

菟丝子　酒浸三日，酒煮烂，捣烂，捏成饼，焙干收用。

漏芦 去腐、土、芦，甘草水拌蒸，切，焙。

紫菀 去芦、土，有童便洗姜汁制者，有蜜水浸一宿火焙者。

麻黄 去根节，滚醋汤泡片时，去沫，发汗；根，止汗。有连根节全用者。

砂仁 去皮，熨斗内微火炒用，行气，研碎。有生用者。

瓜蒌仁 去皮，炒研如泥用。有连皮连穰全用者。

天花粉 即瓜蒌根，有姜汁浸用，有为细末，水澄去黄浆，数次成粉晒收者。

远志 甘草汤浸一宿，去心，晒干。苗即小草，去苗用者多。

天麻 爪者佳。有生用，有火煨用。羊角者次之。

天门冬、麦门冬 水润略蒸去心，有酒浸，有姜汁浸，免恋膈，伏日洗，抽心极妙。

益智仁 去皮，焙，研用。

薏苡仁 微炒用，研。

酸枣仁 好睡，用生；夜不能眠，炒熟用，俱研碎。

红花 头次采者佳。酒浸，醋浸者，略焙。

贝母 去心及嘴上白丹如米颗者，姜汁浸，焙。有同糯米炒，去米用。

知母 南者佳。去皮毛，酒浸炒。有蜜水浸炒者。

款冬花 去枝梗，甘草汤浸一宿，晒干用。

菊花 黄色、白色者入药，南者尤好。去枝萼，有酒洗者。青茎不应时开者不用。

阿魏 真者少，惟马肉色者好。醋浸用，有生用者，另研。

大麦芽 焙干，有为曲用者。

神曲　六月六日水六品药味全踏收用。青蒿、蓼子、苍耳苗叶各取汁，赤小豆、杏仁研烂，和白面共一处，踏实，楮叶包吊通风处。

大茴、小茴香　去枝梗，青盐水拌炒，入肾经。

干山药　肥白大者佳。焙。夏日晒，不生虫。

连翘　去枝、梗、心，研。

干葛　南产有粉者好。水洗，晒干，切。

干漆　烧烟尽，研细用。

仙灵脾　即淫羊藿，去叶边上刺，羊油炒。

香薷　去枝、土，用穗叶。

莲肉　去皮，微焙，研。

玄胡　南产紧小者佳。微焙。

常山　鸡骨者，锉。

白扁豆　炒去皮，研碎。

阿胶　明脆者真，蛤粉炒成珠，研。

前胡　去芦、毛，姜制用。

蒲黄　黄细者好。微焙。

秦艽　去芦、毛，酒洗浸。

百部　去枝、土，酒浸一宿，焙。

锁阳　酥油炙或羊油炙透用。

瓜蒂　焙，另研。

乌头、草乌　川产者佳。湿纸包，漫火炮裂，去皮脐、尖用。

肉苁蓉　酒浸一宿，去鳞甲，及心中白丝，焙。不去膈人心气不散，正气不出。酥炙者。

米壳　水润去顶膈，蜜炒黄色。有生用者，不可轻用。

百合　蜜拌蒸软，切，有炒黄色者。

藁本　去枝叶，洗去土，晒。

木瓜　酒浸，切，晒。

木贼　去节，焙。

巴戟　连珠者佳。甘草汤浸去心。有酒浸者，有枸杞汤浸者。

石斛　去根毛，酒浸一宿，晒。有酥油拌蒸三时者。

芫花　醋浸，微火焙黄色，去毒。

甘遂　面裹，煮透用。

三棱　去毛，有火煨，切，有醋煮、醋炒、酒炒者。

莪术　同三棱制法。

何首乌　酒浸软，切大片，黑豆一层，何首乌一层，蒸晒各七遍，听用。忌铁器。

牵牛　黑者利水，白者亦利水。不损气。焙，取头末用。

萆薢　川者佳。有酒浸、泔浸、童便浸、盐水浸之别。

香附　米制法同，当炒。

龙胆草　去芦、土，酒浸，晒。

蛇床子　有生用，有生地汁拌蒸三时。

益母草　五月五日，七月七日五更采，去根，枝、叶、子全用。忌铁器。

谷精草　立夏前采，去根、叶、土，晒干。

茵陈蒿　谷雨前后采，酒洗，阴干。因有宿根复生，色白者是，有角者非。

夏枯草　花盛吐时采，去根土，洗净熬膏用。有生用、煎汤用者。

赤白葵花　去萼，略焙。小葵子去苞，焙，研用。

草豆蔻、白豆蔻　去皮膜，略焙，研用。

乌梅、小枣　俱去核用肉。枣有煮去皮核用者，有生用者。

地骨皮　洗去土、骨，甘草水浸一宿，焙。

破故纸　用东流水洗净，同盐酒浸一宿，同芝麻焙，声绝去麻。

续断　去芦、丝，酒浸一时，晒，焙。

孩儿茶　研细，膈纸略焙。

厚朴　去粗皮，洗，紫厚香者佳。有生用，有姜汁浸炒者。

黄柏　去粗皮，洗，切。有酒炒，蜜炙，盐水炒，有生用，有腊月猪胆炙透用者。

青皮　四花圆紧者好。水泡去穰，切，焙。有晒干用，有醋炒用。

大腹皮　揉去土，有酒洗，有姜汁浸去毒，有连子用者。

牡丹皮　去木，水洗。有醋浸焙，有酒拌蒸用者。

桑根白皮　刮去赤，有蜜拌炒。忌铁器。东行根出土者有毒。

茯苓　赤者利水；白者亦利水，带补。去皮。有焙用，有为末。水澄去筋膜，晒干用。

槟榔　白而坚者好。有火煨切，有酸米饭裹湿纸包火煨者，有生用，有石灰制者。

枸杞子　甘州红小者佳。去萼，酒浸，用同菊花拌，焙，去菊花。

山楂　南者佳，水润蒸，去核。

草果　去皮膜，切，焙，有面裹煨者。

山栀子　红小者佳。有用仁、用皮，有仁皮同用者。炒，研碎。

川楝子 去皮核，焙。

槐花 水洗，去枝，焙干收。

诃子 去皮核，煨。有生用者。

郁李仁 泡去皮，压去油，研。

杜仲 去粗皮，切。姜汁拌炒，丝尽。有酥油拌炒者，有酒浸炒者。

桃仁、杏仁 汤泡，去皮尖，炒。有生用，有连皮尖用者。各研，双仁有大毒，不可用。

皂角 炙，去黑皮子，另研。大小不等各有用。皂角刺，切，焙。

木通 大者、色黄白者佳。去皮。

通草 白者佳。二味通气。

木香 广者佳。有不见火为末用者，有火煨，有水研用者。

青木香 同制法。

吴茱萸 去枝，滚水加盐，泡五次，去毒炒用。

山茱萸 水泡去核，用肉焙。

侧柏叶 按四时方位采，焙。有阴干生用者。

柏子仁 水浸略蒸，晴日晒爆，开口取仁，焙，另研。

川椒 去枝梗、合口及黑子，焙。出汗，地上盆合一时，去火毒，为末用。

巴豆 去皮、心、膜，有生用、焙用、连皮用，压去油取霜用，有醋煮用者。

陈皮 广者、红者佳。去白利痰，用连白入脾胃。有盐水浸焙者。

丁香 去顶上小泡子及枝梗，另研。母丁香力大。

肉豆蔻 面裹，煨，去油，切。

椿根白皮　切，焙。

乳香　明净者佳，黏则难研。同灯草研，或膈纸略焙，研。

琥珀　同豆腐浆水煮百沸，略炙另研，拾芥者真。

官桂　补用肉厚者，下行和荣卫，上行、横行用枝。俱锉，有不见火用者。

石膏　软白者佳。有同甘草水澄用，有生用者，有火煅用，俱研细。

赤石脂　火煅，研细，有生用者。

寒水石　有姜汁煮用，有火煅，有生用者，俱为末。

自然铜　火煅，红醋淬七次，研细用。

硇砂　醋和，面包，慢火煨面熟，杀毒。

针砂　倾银锅内，火煅红，醋淬。

人言　醋浸一宿，除毒，不可轻用，亦不可买卖。

人手足甲　新瓦上焙，存性，另研。

人粪　干者，研水调服，杀杏仁毒，极效。有烧用者。

人发　童子年壮少者好，烧研。

人小便　二三岁以上，十岁以下，色清者佳。

天灵盖　年久者好，火煅，另研。

人牙　火烧，另研。

龙骨　五色具者佳，白者黏舌者好。火煅，另研。亦有生用者。

虎骨前腿　胫骨髓满者佳。酥油炙透，有酒炙者。

象牙　生者好。烧存性，另研。年久有油者不堪。

龟板　去裙，酥油炙透。有酒炙者。

鳖甲　醋炙或酒炙透，去裙。

全蝎　去毒，水洗去盐，焙。

五灵脂　为末，水澄去土，焙。有生用者。

蜈蚣　金头赤足者佳。去头足炙透。

蝉蜕　去嘴、足、翅、土，焙，研。

白花蛇、乌稍蛇　酒浸，去皮、骨，焙。

穿山甲　沙土炒，另研。

珍珠　新鲜者，用绵絮包裹，火烧不振，另研。

牡蛎　左顾者佳，煅研。

斑蝥、红娘子　去头、足、翅，水略润，同糯米微火炒透熟去米，另研。

酒　用无灰酽者佳。

醋　用米造陈者佳。

油　用白芝麻者佳。

水　用甜井新汲者佳。

凡治病在头面手稍上部者，用酒炒药；治咽喉以下，肚脐以上，中焦者，用酒浸晒；在脐下至足者，多用生药。凡熟升生降之意。

制药用心不可太过，过则反失药力。

凡炒药大中小分三等，作三次炒，庶无生熟之患。

凡七八九月，遇晴明天气，预制咀片过冬。冬月天寒水冰，制则失药力。

万历十三年春仲月吉临邑清泉张洁选集

仁术便览卷之四终

题《仁术便览》后

昔陈师文、裴宗元尝定大观二百九十七方①，得丹溪订其说②，一断于《内经》《素》《难》，遂为医术宗指。是知疾非术罔医，术非达至道者传之罔重。何者？道能术术，故人信术以道也。兹不佞倅③恒郡④，侍太尊王公⑤，窃睹其迥然应旁午⑥，神裕精朗，色泽气固，谈吐多根极《内》《素》，娓娓剖至道玄旨。一日聚和衷堂⑦，视以《仁术便览》云：此同里张氏辑，试之一一验，斯刻而传。噫嘻！是盖能重张氏者哉？且不佞闻医家呼⑧壅阏⑨、蹠戾⑩、痿、痹曰不仁，海寓⑪览斯术

---

① 大观二百九十七方：指陈师文、裴宗元等在大观年间，将当时太医局熟药所的处方校正补充的《校正太平惠民和剂局方》，简称《和剂局方》或《局方》。

② 丹溪订其说：指朱丹溪为纠《和剂局方》之偏而作《局方发挥》。

③ 倅（cuì 脆）：担任副职。《周礼·夏官·戎仆》："戎仆掌驭戎车，掌王倅车之政。"郑玄注："倅，副也。"

④ 恒郡：此处指真定府。汉高祖时始设恒山郡，治所在真定（今河北正定南）。明代真定府治所亦在真定，故周九皋称真定府为恒郡。

⑤ 太尊王公：指王再聘。太尊，为明清时对知府的尊称。王再聘万历年间曾任明朝真定知府。

⑥ 旁午：四面八方，到处。《明史·刑法志三》："自京师至天下，旁午侦事，虽王府不免。"

⑦ 和衷堂：明代光禄寺的建筑物名称。

⑧ 呼：称。

⑨ 壅阏：阻塞不通。

⑩ 蹠戾：脚掌扭曲反戾。汉·贾谊《治安疏》："病非徒瘇也，又苦蹠戾。"蹠，脚掌。

⑪ 海寓：海宇。犹海内、宇内。明·宋应星《天工开物·冶铸》："巧者夺上清之魄，而海寓遍流泉。"

者，诚融所不仁而仁之，则术由道立，道由术广，将补苴①造化，纳大众春台②矣。胡亶③如丹溪子，仅仅以医鸣邪！故曰：道之真以治身，道之绪余以治天下国家，王公有之。

万历乙酉冬十月朔④杞人⑤周九皋书

① 补苴：补缀。引申为弥补缺陷。语本汉·刘向《新序·刺奢》："今民衣敝不补，履决不苴。"

② 春台：原指春日登眺览胜之处。"纳大众春台"有造福大众之意。

③ 亶：通"但"。

④ 朔：夏历每月初一日。

⑤ 杞人：此处指河南开封府杞县人。

总书目

伤寒论类方
伤寒论特解
伤寒论集注（徐赤）
伤寒论集注（熊寿试）
伤寒微旨论
伤寒溯源集
订正医圣全集
伤寒启蒙集稿
伤寒尚论辨似
伤寒兼证析义
张卿子伤寒论
金匮要略正义
金匮要略直解
高注金匮要略
伤寒论大方图解
伤寒论辨证广注
伤寒活人指掌图
张仲景金匮要略
伤寒六书纂要辨疑
伤寒六经辨证治法
伤寒类书活人总括
张仲景伤寒原文点精
伤寒活人指掌补注辨疑

诊　法

脉微
玉函经
外诊法
舌鉴辨正
医学辑要
脉义简摩
脉诀汇辨
脉学辑要
脉经直指
脉理正义
脉理存真
脉理宗经
脉镜须知
察病指南
崔真人脉诀
四诊脉鉴大全
删注脉诀规正
图注脉诀辨真
脉诀刊误集解
重订诊家直诀
人元脉影归指图说
脉诀指掌病式图说
脉学注释汇参证治

针灸推拿

针灸节要
针灸全生
针灸逢源
备急灸法
神灸经纶
传悟灵济录
小儿推拿广意
小儿推拿秘诀
太乙神针心法
杨敬斋针灸全书

本　草

药征
药鉴
药镜
本草汇
本草便
法古录
食品集
上医本草
山居本草
长沙药解
本经经释
本经疏证
本草分经
本草正义
本草汇笺
本草汇纂
本草发明
本草发挥
本草约言
本草求原
本草明览
本草详节
本草洞诠
本草真诠
本草通玄
本草集要
本草辑要
本草纂要
药性提要
药征续编
药性纂要
药品化义
药理近考
食物本草
食鉴本草
炮炙全书
分类草药性
本经序疏要
本经续疏
本草经解要
青囊药性赋
分部本草妙用
本草二十四品
本草经疏辑要
本草乘雅半偈
生草药性备要
芷园臆草题药
类经证治本草
神农本草经赞
神农本经会通
神农本经校注
药性分类主治
艺林汇考饮食篇
本草纲目易知录
汤液本草经雅正
新刊药性要略大全
淑景堂改订注释寒热温平药性赋
用药珍珠囊　珍珠囊补遗药性赋

方　书

医便
卫生编
袖珍方
仁术便览
古方汇精
圣济总录
众妙仙方
李氏医鉴
医方丛话
医方约说
医方便览
乾坤生意
悬袖便方
救急易方
程氏释方
集古良方
摄生总论
摄生秘剖
辨症良方
活人心法（朱权）
卫生家宝方
见心斋药录
寿世简便集
医方大成论
医方考绳愆
鸡峰普济方
饲鹤亭集方
临症经验方
思济堂方书
济世碎金方
揣摩有得集
亟斋急应奇方
乾坤生意秘韫
简易普济良方
内外验方秘传
名方类证医书大全
新编南北经验医方大成

临证综合

医级
医悟
丹台玉案
玉机辨症
古今医诗
本草权度
弄丸心法
医林绳墨
医学碎金
医学粹精
医宗备要
医宗宝镜
医宗撮精
医经小学
医垒元戎
证治要义
松厓医径
扁鹊心书
素仙简要

慎斋遗书

折肱漫录

济众新编

丹溪心法附余

方氏脉症正宗

世医通变要法

医林绳墨大全

医林纂要探源

普济内外全书

医方一盘珠全集

医林口谱六治秘书

识病捷法

温　　病

伤暑论

温证指归

瘟疫发源

医寄伏阴论

温热论笺正

温热病指南集

寒瘟条辨摘要

内　　科

医镜

内科摘录

证因通考

解围元薮

燥气总论

医法征验录

医略十三篇

琅嬛青囊要

医林类证集要

林氏活人录汇编

罗太无口授三法

芷园素社痎疟论疏

女　　科

广生编

仁寿镜

树蕙编

女科指掌

女科撮要

广嗣全诀

广嗣要语

广嗣须知

孕育玄机

妇科玉尺

妇科百辨

妇科良方

妇科备考

妇科宝案

妇科指归

求嗣指源

坤元是保

坤中之要

祈嗣真诠

种子心法

济阴近编

济阴宝筏

秘传女科

秘珍济阴
黄氏女科
女科万金方
彤园妇人科
女科百效全书
叶氏女科证治
妇科秘兰全书
宋氏女科撮要
茅氏女科秘方
节斋公胎产医案
秘传内府经验女科

儿　　科

婴儿论
幼科折衷
幼科指归
全幼心鉴
保婴全方
保婴撮要
活幼口议
活幼心书
小儿病源方论
幼科医学指南
痘疹活幼心法
新刻幼科百效全书
补要袖珍小儿方论
儿科推拿摘要辨症指南

外　　科

大河外科
外科真诠
枕藏外科
外科明隐集
外科集验方
外证医案汇编
外科百效全书
外科活人定本
外科秘授著要
疮疡经验全书
外科心法真验指掌
片石居疡科治法辑要

伤　　科

正骨范
接骨全书
跌打大全
全身骨图考正
伤科方书六种

眼　　科

目经大成
目科捷径
眼科启明
眼科要旨
眼科阐微
眼科集成
眼科纂要
银海指南
明目神验方
银海精微补

咽喉口齿

养　生

医案医话医论

养性轩临证医案

养新堂医论读本

祝茹穹先生医印

谦益斋外科医案

太医局诸科程文格

古今医家经论汇编

莲斋医意立斋案疏

医　　史

医学读书志

医学读书附志

综　　合

元汇医镜

平法寓言

寿芝医略

杏苑生春

医林正印

医法青篇

医学五则

医学汇函

医学集成

医学辩害

医经允中

医钞类编

证治合参

宝命真诠

活人心法（刘以仁）

家藏蒙筌

心印绀珠经

雪潭居医约

嵩厓尊生书

医书汇参辑成

罗氏会约医镜

罗浩医书二种

景岳全书发挥

新刊医学集成

寿身小补家藏

胡文焕医书三种

铁如意轩医书四种

脉药联珠药性食物考

汉阳叶氏丛刻医集二种